Implantaten en prothetische constructies

# Implantaten en prothetische constructies

Een inleiding voor mondhygiënisten

Prof. dr. C. De Baat
Prof. dr. G.M. Raghoebar
W.F.M. Pelkmans-Tijs

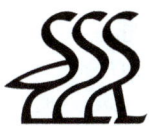

Bohn Stafleu van Loghum
Houten 2007

© Bohn Stafleu van Loghum, 2007

Alle rechten voorbehouden. Niets uit deze uitgave mag worden verveelvoudigd, opgeslagen in een geautomatiseerd gegevensbestand, of openbaar gemaakt, in enige vorm of op enige wijze, hetzij elektronisch, mechanisch, door fotokopieën of opnamen, hetzij op enige andere manier, zonder voorafgaande schriftelijke toestemming van de uitgever.

Voor zover het maken van kopieën uit deze uitgave is toegestaan op grond van artikel 16b Auteurswet 1912 j° het Besluit van 20 juni 1974, Stb. 351, zoals gewijzigd bij het Besluit van 23 augustus 1985, Stb. 471 en artikel 17 Auteurswet 1912, dient men de daarvoor wettelijk verschuldigde vergoedingen te voldoen aan de Stichting Reprorecht (Postbus 3051, 2130 KB Hoofddorp). Voor het overnemen van (een) gedeelte(n) uit deze uitgave in bloemlezingen, readers en andere compilatiewerken (artikel 16 Auteurswet 1912) dient men zich tot de uitgever te wenden.

Samensteller(s) en uitgever zijn zich volledig bewust van hun taak een betrouwbare uitgave te verzorgen. Niettemin kunnen zij geen aansprakelijkheid aanvaarden voor drukfouten en andere onjuistheden die eventueel in deze uitgave voorkomen.

ISBN 978 90 313 4381 2
NUR 887

Ontwerp omslag: TEFF, Hurwenen
Ontwerp binnenwerk: Studio Bassa, Culemborg
Automatische opmaak: Pre Press, Zeist
Illustraties: Idiomorf, Utrecht

Bohn Stafleu van Loghum
Het Spoor 2
Postbus 246
3990 GA Houten

www.bsl.nl

Distributeur in België:
Standaard Uitgeverij
Mechelsesteenweg 203
2018 Antwerpen

www.standaarduitgeverij.be

# Woord vooraf

Het plan om dit boek samen te stellen, is ontstaan naar aanleiding van een verzoek van een aantal ervaren mondhygiënisten die bij hun werk op een universiteitsafdeling voor mondziekten, kaakchirurgie en bijzondere tandheelkunde dagelijks in aanraking kwamen met patiënten die recent of al langer geleden waren behandeld met implantaten. Deze mondhygiënisten waren van mening dat zij onvoldoende inzicht hadden in de chirurgische en prothetische aspecten van de orale implantologie. Tijdens hun opleiding was de orale implantologie voor enkelen in beperkte mate en voor anderen zelfs helemaal niet aan de orde geweest. Nu behandelingen met implantaten in specifieke praktijken voor bijvoorbeeld kaak- en aangezichtschirurgie, implantologie en parodontologie, maar ook in algemene praktijken steeds meer voorkomen, is theoretische en praktische scholing van mondhygiënisten op dit gebied een dringende behoefte.
In dit boek is beknopt het hele traject van een behandeling met implantaten beschreven, van het opstellen van het behandelplan tot en met de nazorg. Door hiervan kennis te nemen, ontstaat meer begrip voor de noodzaak alle onderdelen van de implantaten en de prothetische constructies onder controle te houden en de noodzaak de patiënten te blijven begeleiden bij de benodigde zelfzorg. Om alle achtergronden goed te kunnen begrijpen, is wel enige kennis van de orale anatomie en fysiologie vereist.

Wij als auteurs hebben met plezier aan dit boek gewerkt. Bij de samenstelling hebben wij welwillend hulp gekregen van een aantal collega's die wij hiervoor bijzonder hartelijk danken. Deze collega's zijn in alfabetische volgorde: drs. P. de Baat, mw. E.M.E.J. Clerx, mw. drs. J.F.A. van Elswijk, prof. dr. H.J.A. Meijer, drs. K.H. Phoa, dr. C. Stellingsma, prof. dr. A. Vissink en mw. A. Vos.

Cees de Baat
Gerry Raghoebar
Wil Pelkmans-Tijs

# Inhoud

|  | Woord vooraf | 5 |
|---|---|---|
| 1 | **Inleiding, indicaties en contra-indicaties** | 11 |
| 1.1 | Inleiding | 11 |
| 1.2 | Indicaties voor implantatie | 14 |
| 1.3 | Contra-indicaties voor implantatie | 16 |
| 1.3.1 | Diabetes mellitus | 16 |
| 1.3.2 | Botafwijkingen en tekort aan bot | 17 |
| 1.3.3 | Bloedafwijkingen | 20 |
| 1.3.4 | Cardiovasculaire afwijkingen | 20 |
| 1.3.5 | Medicatie | 20 |
| 1.3.6 | Allergie voor titanium | 23 |
| 1.3.7 | Grote tong | 23 |
| 1.3.8 | Ongunstige relatie tussen boven- en onderkaak | 23 |
| 1.3.9 | Parafuncties | 23 |
| 1.3.10 | Slechte mondhygiëne en ontstoken slijmvlies | 23 |
| 1.3.11 | Hyposalivatie | 24 |
| 1.3.12 | Radiotherapie in het hoofd-halsgebied | 24 |
| 1.3.13 | Onvolgroeide status | 24 |
| 1.3.14 | Zwangerschap | 25 |
| 1.3.15 | Roken | 25 |
|  | Literatuur | 25 |
| 2 | **Implantaten, osseo-integratie en het contact met het mondslijmvlies** | 26 |
| 2.1 | Inleiding | 26 |
| 2.2 | Materialen en uitvoeringen van implantaten | 26 |
| 2.3 | Osseo-integratie van een implantaat | 29 |
| 2.4 | Contact tussen implantaat en mondslijmvlies | 32 |
|  | Literatuur | 33 |
| 3 | **Opstellen behandelplan** | 35 |
| 3.1 | Inleiding | 35 |

| | | |
|---|---|---|
| 3.2 | Anamnese | 35 |
| 3.3 | Extraoraal onderzoek | 36 |
| 3.4 | Intraoraal onderzoek | 36 |
| 3.5 | Röntgenonderzoek | 38 |
| 3.6 | Opstellen van een behandelplan | 39 |
| 3.6.1 | Beschikbaar botvolume | 40 |
| 3.6.2 | Vaste of uitneembare prothetische constructie | 41 |
| 3.6.3 | Aantal implantaten | 42 |
| 3.6.4 | Positie implantaten | 43 |
| 3.6.5 | Eenfase- of tweefasensysteem | 43 |
| 3.6.6 | Belasting implantaten | 44 |
| 3.6.7 | Implantaatopbouwen | 45 |
| 3.6.8 | Mesostructuur | 46 |
| 3.6.9 | Combinatie met natuurlijke gebitselementen | 47 |
| | Literatuur | 48 |
| | | |
| **4** | **Pre-implantaire chirurgie** | **50** |
| 4.1 | Inleiding | 50 |
| 4.2 | Verbreding van een scherpe en smalle processus alveolaris | 51 |
| 4.3 | Splijten van de processus alveolaris | 51 |
| 4.4 | Botopbouw in de bovenkaak | 52 |
| 4.5 | Geleide botregeneratie | 52 |
| 4.6 | Sinusbodemverhoging | 53 |
| 4.7 | Le Fort-I-osteotomie met interpositie van bot | 55 |
| 4.8 | Botopbouw in de onderkaak | 55 |
| 4.9 | Distractieosteogenese | 57 |
| 4.10 | Slotbeschouwing | 57 |
| | Literatuur | 59 |
| | | |
| **5** | **Chirurgische procedure en tijdelijke prothetische constructies** | **60** |
| 5.1 | Inleiding | 60 |
| 5.2 | Onderkaak | 60 |
| 5.3 | Bovenkaak | 65 |
| 5.4 | Nazorg | 68 |
| 5.5 | Tijdelijke prothetische constructies | 68 |
| 5.5.1 | Partieel betande kaak | 69 |
| 5.5.2 | Edentate onderkaak | 69 |
| 5.5.3 | Edentate bovenkaak | 69 |
| 5.6 | Slotbeschouwing | 70 |
| | Literatuur | 71 |

| | | |
|---|---|---|
| **6** | **Overkappingsprothesen en mesostructuren** | 72 |
| 6.1 | Inleiding | 72 |
| 6.2 | Voorlopige afdrukken | 72 |
| 6.3 | Definitieve afdrukken | 74 |
| 6.4 | Beetregistratie | 76 |
| 6.5 | Passen opstelling in was | 80 |
| 6.6 | Passen mesostructuur | 81 |
| 6.7 | Plaatsen bovenprothese, mesostructuur en overkappingsprothese | 82 |
| 6.8 | Nazorg | 82 |
| | Literatuur | 82 |
| | | |
| **7** | **Complicaties en hun behandeling** | 84 |
| 7.1 | Inleiding | 84 |
| 7.2 | Complicaties tijdens chirurgische behandeling | 84 |
| 7.2.1 | Bloeding | 85 |
| 7.2.2 | Nervusbeschadiging | 85 |
| 7.2.3 | Perforatie sinus maxillaris of neusbodem | 86 |
| 7.2.4 | Fractuur onderkaak | 86 |
| 7.2.5 | Emfyseem en luchtembolie | 87 |
| 7.2.6 | Fractuur implantaat of instrumentarium | 88 |
| 7.2.7 | Aspiratie of inslikken corpus alienum | 88 |
| 7.2.8 | Te weinig botvolume | 88 |
| 7.2.9 | Onvoldoende stabiliteit implantaat | 89 |
| 7.3 | Complicaties na chirurgische behandeling | 89 |
| 7.3.1 | Nabloeding | 89 |
| 7.3.2 | Oedeem | 90 |
| 7.3.3 | Hematoom | 91 |
| 7.3.4 | Gestoorde wondgenezing | 92 |
| 7.3.5 | Ontsteking | 92 |
| 7.3.6 | Onvoldoende gekeratiniseerd slijmvlies | 93 |
| 7.3.7 | Fractuur implantaat(onderdeel) | 95 |
| 7.4 | Slotbeschouwing | 96 |
| | Literatuur | 96 |
| | | |
| **8** | **Nazorg door de mondhygiënist** | 97 |
| 8.1 | Inleiding | 97 |
| 8.2 | Anamnese | 98 |
| 8.3 | Extraoraal onderzoek | 99 |
| 8.4 | Intraoraal onderzoek | 99 |
| 8.5 | Röntgenonderzoek | 104 |
| 8.6 | Behandelingen | 104 |
| 8.7 | (Her)instructie | 105 |

| | | |
|---|---|---|
| 8.8 | Vaststellen controletermijn | 107 |
| | Literatuur | 107 |
| | Register | 109 |

# 1 Inleiding, indicaties en contra-indicaties

## 1.1 Inleiding

Zodra gebitselementen verloren gaan en moeten worden vervangen door een prothetische constructie, verandert de functie en daarmee de anatomie van het kaakbot. De uitingsvorm hiervan is volumeverlies van het kaakbot. Dit proces wordt versneld door het dragen van een op het mondslijmvlies en het onderliggende kaakbot steunende gebitsprothese. De spieren krijgen een gewijzigde balans door de verandering en de vermindering van de functie. In de onderkaak vindt het volumeverlies vooral plaats aan de linguale zijde en in de bovenkaak juist aan de buccale zijde. In de relatie tussen de bovenkaak en de onderkaak wordt de onderkaak dus relatief gezien steeds prominenter. Dit geheel leidt tevens tot een langzaam voortschrijdende verandering van het uiterlijk (afbeelding 1.1).

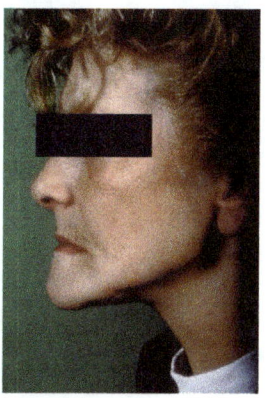

**Afbeelding 1.1** Het uiterlijk van een langdurig tandeloze vrouw.

In een gezonde situatie wordt botweefsel voortdurend omgebouwd. De ombouw van bot is een zeer complex proces. Eenvoudig gezegd vindt het plaats door de continue activiteit van botcellen, de zogenoemde osteoblasten en osteoclasten, die respectievelijk bot vormen en afbreken. Tijdens de groei is er een grotere anabole (opbouwende) activiteit. De osteoblasten vormen meer bot dan de osteoclasten afbreken. Na de groeiperiode is het metabolisme, het proces van vormen en afbreken, in evenwicht. Met andere woorden: er vindt dan een continue ombouw van bot plaats zonder dat het botvolume toe- of afneemt. In tandeloos kaakbot krijgt echter de katabole (afbrekende) activiteit de overhand. Osteoclasten breken meer bot af dan de osteoblasten bot vormen. In de eerste drie maanden na extractie van de gebitselementen is er een sterke katabole activiteit. Daarna gaat het katabole proces gestaag voort, maar in een veel lager tempo. De tandeloze processus alveolaris (kaakwal) wordt daardoor steeds smaller en lager. Onderzoek heeft aangetoond dat het volumeverlies van het alveolaire bot in de onderkaak gemiddeld vier keer sneller verloopt dan in de bovenkaak. Een verlies aan bothoogte in de tandeloze onderkaak van gemiddeld 0,5 à 1 mm per jaar is gangbaar, maar de spreiding tussen individuen is erg groot. Indien het volumeverlies van het alveolaire bot zo ver is voortgeschreden dat de processus alveolaris nagenoeg volledig is verdwenen, ontbreken een goed draagvlak en de mogelijkheid tot het krijgen van enige retentie ('houvast') voor een op het slijmvlies en het onderliggende kaakbot steunende gebitsprothese (afbeelding 1.2). De plaats van aanhechting van de musculus mentalis is dan tevens de top van de processus alveolaris, waardoor de mondbodem uitpuilt boven de processus alveolaris. Een gebitsprothese kan als gevolg van dit alles niet goed meer functioneren. Daardoor kunnen problemen ontstaan bij de verwerking van het voedsel en bij het spreken. Een veel voorkomende complicerende factor is dat door de belasting van de gebitsprothese het slijmvlies en het botvlies (periost) uitermate gevoelig worden. Zelfs kan het volumeverlies van het alveolaire bot zijn voortgeschreden tot aan de canalis mandibularis, waardoor de nervus alveolaris aan de oppervlakte van het bot ligt (afbeelding 1.3). De patiënt ervaart dan bij elke belasting van het kaakbot 'zenuwpijn'.

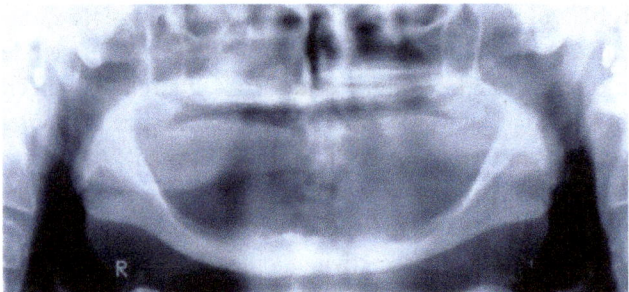

**Afbeelding 1.2**
*Orthopantomogram van een tandeloze boven- en onderkaak met extreem volumeverlies van kaakbot.*

Omdat het aanpassingsvermogen van de gemiddelde mens groot is, ontstaan lang niet altijd klachten. Bij sommige patiënten ziet men een slecht passende gebitsprothese zonder klachten functioneren. Bij anderen ziet men juist het tegenovergestelde. Een objectief goed functionerende gebitsprothese geeft dan allerlei min of meer vage klachten waarvoor geen duidelijke oorzaak aanwijsbaar is. Zowel bij patiënten met als zonder klachten kunnen orale implantaten een bijdrage leveren aan de kwaliteit van hun leven. Probleem is dat patiënten zelf dit pas na de behandeling kunnen beoordelen. Daarom is er nog steeds een neiging om terughoudend te zijn met implanteren bij patiënten die geen klachten hebben. Die terughoudendheid bestaat vooral omdat niet mag worden verzwegen dat in

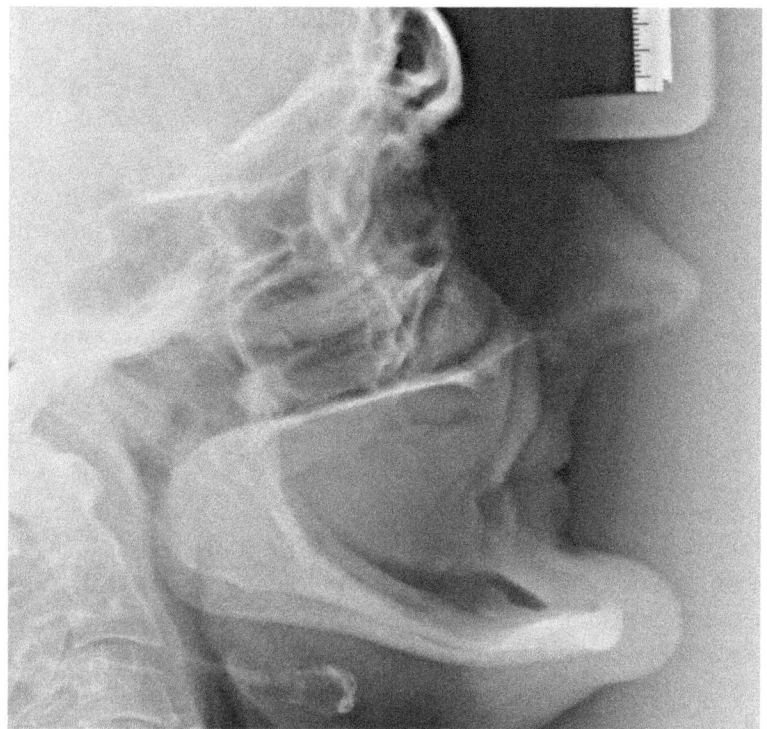

**Afbeelding 1.3** Röntgenschedelprofielopname van een man bij wie in de onderkaak het kaakbotverlies zo ver is voortgeschreden dat de canalis mandibularis aan de oppervlakte ligt.

een enkel geval door onverwachte complicaties implantatie op een teleurstelling uitloopt.

Wat tot nu toe is beschreven voor tandeloze kaken is op kleinere schaal ook van toepassing voor een tandeloos deel van een grotendeels dentate kaak of als er slechts één gebitselement is geëxtraheerd. Ook dan vindt lokaal volumeverlies van bot plaats en ook dan wordt het botverlies versneld bij het dragen van een op het slijmvlies en het onderliggende bot steunende partiële gebitsprothese.

Moderne implantaten, de zogenoemde permucosale implantaten, worden aangebracht in het kaakbot, perforeren het slijmvlies en komen uit in de mondholte. In de orale implantologie bestaan tegenwoordig behandeltechnieken die een kans van slagen van meer dan 90 procent hebben. Indien de weefselschade die door de behandeling ontstaat, beperkt blijft, vindt een vlotte genezing van bot rond een implantaat plaats. Histologisch is er een direct contact tussen bot en implantaat aantoonbaar, zonder bindweefsel. Dit wordt osseo-integratie genoemd (afbeelding 1.4). Na het proces van osseo-integratie zijn een gecontroleerde belasting en een goede dagelijkse reiniging van de implantaten essentieel. Onjuiste belasting en onvoldoende reiniging stimuleren botafbraak en vorming

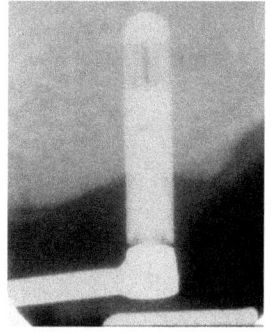

**Afbeelding 1.4** Soloröntgenopname van een goed in het kaakbot verankerd permucosaal implantaat.

van fibreus weefsel rond de implantaten. Hierdoor gaan de implantaten uiteindelijk verloren.

Dit boek geeft de benodigde basale informatie over de voor mondhygiënisten relevante aspecten van de orale implantologie. Uitgangspunt is de behandeling van een edentate onderkaak met een overkappingsprothese op implantaten, maar ook de bovenkaak en gedeeltelijk tandeloze kaken krijgen aandacht. Gewapend met de in dit boek opgedane kennis is het mogelijk de orale weefsels en de implantaten met de daarop vervaardigde prothetische constructies onder controle te houden en patiënten met orale implantaten te begeleiden bij de benodigde zelfzorg.

## 1.2 Indicaties voor implantatie

Verreweg de meest voorkomende indicatie voor het aanbrengen van orale implantaten is langdurig bestaande tandeloosheid met extreem volumeverlies van kaakbot. Na het aanbrengen van implantaten kan hierop betrekkelijk eenvoudig via een zogenoemde mesostructuur een gebitsprothese worden verankerd. Steeds meer vinden orale implantaten ook toepassing ter vervanging van solitaire gebitselementen en bij mensen met een esthetisch of functioneel ontoereikende gedeeltelijke natuurlijke dentitie.

Toepassing van implantaten bij tandeloze patiënten vindt voornamelijk plaats in de onderkaak. De behandeling is relatief weinig belastend omdat deze onder lokale anesthesie kan worden uitgevoerd. Steeds betere behandeltechnieken zorgen ervoor dat ook het aanbrengen van implantaten in de tandeloze bovenkaak geen uitzondering meer is. Heel vaak is het botvolume in de bovenkaak echter ontoereikend om succesvol te kunnen implanteren. In die gevallen dient door middel van een bottransplantaat eerst het botvolume te worden vergroot, waarmee de behandeling ingrijpender wordt en algehele anesthesie noodzakelijk is.

Een andere, veel minder voorkomende indicatie voor implantatie, meestal in de bovenkaak, is een extreme kokhalsreflex bij edentate patiënten. Kokhalzen is een normale reflexfunctie van het lichaam die primair is bedoeld om te verhinderen dat ongewenste en als gevaarlijk beoordeelde voorwerpen in de farynx (de keelholte) terechtkomen. De tweede en derde functie van de kokhalsreflex zijn niet minder belangrijk: het verwijderen van ongewenste of gevaarlijke voorwerpen uit de farynx en het verwijderen van irriterende of giftige stoffen uit de maag. De reflex blijft soms echter niet tot deze functies beperkt, maar kan ook optreden wanneer er eigenlijk geen direct bedreigende oorzaak aanwijsbaar is, bijvoorbeeld tijdens een tandheelkundige behandeling of bij het dragen van een gebitsprothese. In die gevallen spreekt men van een extreme kokhalsreflex. De normale kokhalsreflex kan worden geïnitieerd door stimulering van sensoren op het dorsale deel van het palatum durum, op het palatum molle, op het achterste eenderde deel van de tong en in de achterwand van de farynx. Deze plaatsen worden de triggerpunten voor de kokhalsreflex genoemd.

Twee behandelmogelijkheden van een extreme kokhalsreflex zijn psychologische benaderingen en prothetische aanpassingen. Soms kan met veel (psychologische) aandacht voor het probleem al een zodanige verbetering worden bereikt dat een uitgebreidere behandeling niet nodig is. Onderdeel van de methode van prothetische aanpassingen kan zijn het aanbrengen van implantaten. De im-

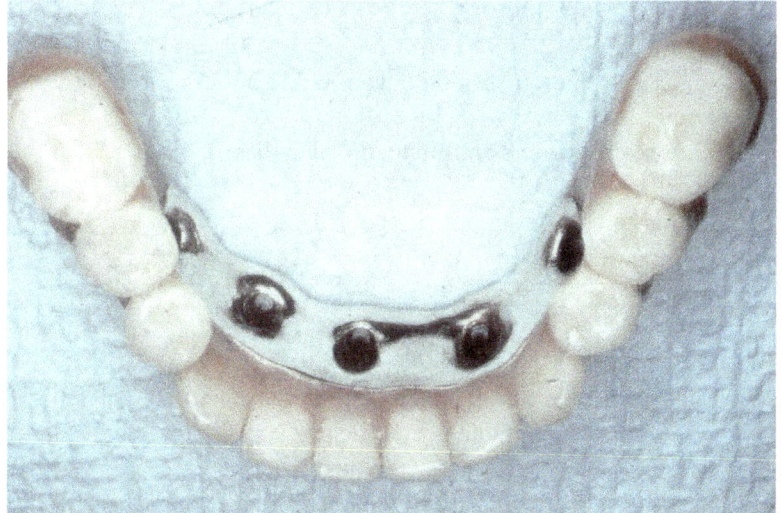

*Afbeelding 1.5* Klein formaat, op implantaten verankerde vaste prothetische constructie voor een patiënt met een extreme kokhalsreflex.

plantaten kunnen worden voorzien van een vaste of een uitneembare prothetische constructie (paragraaf 3.6.2). Met een op implantaten verankerde prothetische constructie is de retentie vrijwel volledig afhankelijk van de implantaten. Voor mensen met een extreme kokhalsreflex is een groot bijkomend voordeel daarvan dat de prothetische constructie ook veel kleiner kan worden uitgevoerd (afbeelding 1.5). Door de uitstekende retentie en het kleinere formaat is de kans op contact met de triggerpunten veel kleiner.

Tot slot kunnen implantaten goede hulpmiddelen zijn bij een zeer kleine categorie patiënten met klachten over een branderig gevoel van het palatumslijmvlies en soms ook van de tong. In principe lossen implantaten deze problemen niet op, maar in bepaalde gevallen kunnen ze de klachten enigszins verminderen. Een verankering door middel van implantaten zorgt er namelijk voor dat delen van het slijmvlies in het geheel niet of veel minder door de gebitsprothese worden belast.

## 1.3 Contra-indicaties voor implantatie

De belangrijkste lokale factoren en medische condities die een relatieve contra-indicatie voor implantatie kunnen inhouden, zijn:
- diabetes mellitus;
- botafwijkingen en tekort aan bot;
- bloedafwijkingen;
- cardiovasculaire afwijkingen;
- medicatie;
- allergie voor titanium;
- grote tong;
- ongunstige relatie tussen de boven- en de onderkaak;
- parafuncties;
- slechte mondhygiëne en ontstoken slijmvlies;
- hyposalivatie;
- radiotherapie in het hoofd-halsgebied;
- onvolgroeide status;
- zwangerschap;
- roken.

Met de gemodificeerde ASA-score (American Society for Anesthesiology) wordt de algemene gezondheid van patiënten ingedeeld in vier categorieën. Categorie I is volkomen gezond en categorie IV is uitermate kwetsbaar (tabel 1.1). Implanteren kan zonder medische restricties plaatsvinden bij patiënten in de ASA-categorieën I en II. Onder bepaalde voorwaarden, afhankelijk van het desbetreffende gezondheidsprobleem, is ook bij patiënten in ASA-categorie III implanteren meestal goed mogelijk. Om de ASA-score te bepalen, kan de Europese Medisch Risico Registrerende Anamnese (EMRRH) worden gebruikt (afbeelding 1.6, pag. 18-19).

### 1.3.1 DIABETES MELLITUS

Diabetes mellitus of suikerziekte is een chronische ziekte die zich kenmerkt door een gestoord koolhydraatmetabolisme als gevolg van een gestoorde insulineproductie of een verminderde effectiviteit van de geproduceerde insuline in de pancreas. Dit resulteert in een verhoogde hoeveelheid glucose in het bloed, wat beschadigingen van bloedvaten en zenuwen veroorzaakt. Bij diabetes mellitus type I

| Tabel 1.1 | Gemodificeerde ASA-risicoscore voor toepassing in de tandartspraktijk. |
|---|---|
| I | iedere behandeling mogelijk |
| II | enige beperking:<br>– behandelingsduur beperken<br>– stress beperken<br>– profylactische maatregelen |
| III | beperkte behandeling:<br>– overleg behandelend arts<br>– strikte voorwaarden |
| IV | alleen noodvoorzieningen |

produceert de pancreas te weinig of geen insuline. Deze vorm komt vooral voor bij kinderen en adolescenten. Diabetes mellitus type II is de meest voorkomende vorm (90-95%) en kenmerkt zich door een verminderde gevoeligheid van het lichaam voor de geproduceerde insuline. Deze vorm komt bijna uitsluitend op latere leeftijd voor. Indien de diabetes mellitus goed is gereguleerd, is implanteren zeker goed mogelijk.

### 1.3.2 BOTAFWIJKINGEN EN TEKORT AAN BOT

Voor de goede osseo-integratie van een implantaat is gezond corticaal en trabeculair bot in een evenwichtige verhouding van wezenlijk belang (paragraaf 2.3). Dit kan meestal worden beoordeeld en gemeten met de grootheden botkwaliteit, mineralisatiegraad en botdichtheid. Een goede lokale botkwaliteit houdt onder andere in dat het bot vrij is van wortelresten, cysten en ontstekingen en dat het een goede botdichtheid heeft. Hoe geringer de botdichtheid, hoe kleiner de kans dat een voorspoedige osseo-integratie plaatsvindt. Afwijkingen in het botmetabolisme kunnen tot ziekten leiden die implantatie ongunstig beïnvloeden of in extreme gevallen zelfs onmogelijk maken. Osteomalacie is een zeldzame afwijking die het gevolg is van een tekort aan mineralen waardoor bot niet goed is gemineraliseerd. Osteoporose is een progressieve ziekte die wordt gekarakteriseerd door een lage botdichtheid en een verminderde botkwaliteit. De ziekte komt vooral voor bij oudere vrouwen na de menopauze (afbeelding 1.7). Om osteoporose te behandelen wordt soms een bisfosfonaat als medicament voorgeschreven. Bisfosfonaten kunnen een zeer risicovolle bijwerking hebben (paragraaf 1.3.5). Ostitis deformans wordt gekenmerkt door botverlies, gevolgd door groei van atypisch sclerotisch botweefsel waardoor botten kunnen deformeren. Osteopetrose wordt juist gekenmerkt door verhoogde botdichtheid (afbeelding 1.8). Hierdoor is het bot minder

**Europese Medisch Risico Registrerende Anamnese (EMRRH)**

Patiëntgegevens:
Naam: ..................................................
Adres: ..................................................
Postcode + woonplaats: ..................................................
Geboortedatum: ..................................................
Beroep: ..................................................
Naam huisarts: ..................................................
Naam specialist(en): ..................................................
Naam apotheek: ..................................................
Machtiging tot het opvragen van gegevens bij huisarts, specialist en apotheek*

Datum: .................. Handtekening: ..................
*Doorstrepen wat niet van toepassing is

Algemene vragen:
1. Hebt u ooit medische problemen of complicaties gehad tijdens chirurgische of tandheelkundige behandeling?  ja/nee
Wat was de aard van de complicaties? ..................................................
Bij welke arts/tandarts? ..................................................
2. Hebt u ooit medische problemen gehad bij het gebruik van medicijnen?  ja/nee
Wat was de aard van de problemen? ..................................................
Bij welke medicijnen? ..................................................

| Updating anamnese: ** | datum: | datum: | datum: | datum: | datum: | datum: | datum: | datum: |
|---|---|---|---|---|---|---|---|---|
| 1. Bent u in het laatste halfjaar nog bij een huisrts of specialist geweest? Aard van de klachten.............. | ja/nee | ja/nee | ja/nee | ja/nee | ja/nee | ja/nee | ja/nee | ja/nee |
| 2. Is er in de afgelopen periode iets aan uw gezondheid veranderd? | ja/nee | ja/nee | ja/nee | ja/nee | ja/nee | ja/nee | ja/nee | ja/nee |
| 3. Is er in de afgelopen periode iets aan uw medicatie veranderd? | ja/nee | ja/nee | ja/nee | ja/nee | ja/nee | ja/nee | ja/nee | ja/nee |

**Indien er bij updating één vraag met 'ja' wordt beantwoord, nieuwe gezondheidsvragenlijst afnemen

| Medisch risico uit anamnese: | ASA-score | Preventieve maatregelen |
|---|---|---|
| 1 .............. | | |
| 2 .............. | | |
| 3 .............. | | |
| 4 .............. | | |

Consensus EMRRH Amsterdam juni 2002. Niets uit deze anamnesekaart mag worden vermenigvuldigd en/of openbaar gemaakt d.m.v. druk, fotokopie, microfilm of welke andere wijze ook, zonder voorafgaande schriftelijke toestemming van de auteursrechthebbende. Gesubsidieerd door de Stichting 'Aja Ramakers-Koning' (A.R.K.).

# 1 Inleiding, indicaties en contra-indicaties

| | JA | NEE | ASA | | JA | NEE | ASA | | JA | NEE | ASA |
|---|---|---|---|---|---|---|---|---|---|---|---|
| 1. Hebt u pijn of een knellend gevoel op de borst bij inspanning (angina pectoris)? Zo ja, | 0 | 0 | II | 8. Hebt u epilepsie? Zo ja, Wisselt u regelmatig van medicijnen? Hebt u ondanks medicijnen regelmatig aanvallen? | 0 0 0 | 0 0 0 | II III IV | 16. Hebt u nu of hebt u ooit een kwaadaardige ziekte (tumor), of bloedziekte gehad? Zo ja, Welke? Bent u onder behandeling? Bent u bestraald voor een tumor of gezwel aan hoofd of hals? Zo ja, Wanneer? | 0 0 0 | 0 0 0 | II III IV |
| Hebt u uw activiteiten moeten verminderen? | 0 | 0 | III | | | | | | | | |
| Hebt u pijn op de borst in rust? | 0 | 0 | IV | 9. Hebt u astma? Zo ja, Gebruikt u hiervoor medicijnen of inhalaties? Bent u kortademig? | 0 0 0 | 0 0 0 | II II III | | | | |
| Zijn uw klachten recent toegenomen? | 0 | 0 | IV | | | | | | | | |
| 2. Hebt u ooit een hartinfarct gehad? Zo ja, | 0 | 0 | II | | | | | 17. Hebt u last van hyperventileren? | 0 | 0 | II |
| Hebt u uw activiteiten moeten verminderen? | 0 | 0 | III | 10. Hebt u andere klachten van uw longen of hoest u voortdurend? Zo ja, Bent u kortademig bij traplopen na ongeveer 20 treden? Bent u kortademig bij het aankleden? | 0 0 0 | 0 0 0 | II III IV | 18. Bent u ooit flauwgevallen bij tandheelkundige of medische behandeling? | 0 | 0 | II |
| Hebt u in de laatste 6 maanden een hartinfarct gehad? | 0 | 0 | IV | | | | | | | | |
| 3. Hebt u een hartgeruis of hartklepgebrek? | 0 | 0 | II | | | | | 19. Hebt u bloedarmoede met klachten (moe, duizelig?) | 0 | 0 | II |
| Hebt u een kunsthartklep? | 0 | 0 | II | 11. Hebt u ooit een allergische reactie gehad op penicilline, aspirine, latex, tandheelkundige of medische materialen of iets anders? Zo ja, Bezocht u voor deze reactie een arts of ziekenhuis? Was het bij uw tandarts? Waarvoor bent u allergisch? | 0 0 | 0 0 | II III | | | | |
| Hebt u korter dan 6 maanden geleden een hart- of vaatoperatie ondergaan? | 0 | 0 | II | | | | | 20. Gebruikt u op dit moment medicijnen op recept of zelf gekocht? | 0 | 0 | II |
| Hebt u een pacemaker? | 0 | 0 | II | | | | | - voor het hart? | 0 | 0 | III |
| Hebt u uw activiteiten moeten verminderen? | 0 | 0 | III | | | | | - loopt u bij de trombosedienst of gebruikt u bloedverdunnende middelen? | 0 | 0 | IV |
| 4. Hebt u zonder inspanning aanvallen van hartkloppingen? Zo ja, | 0 | 0 | II | | | | | - tegen hoge bloeddruk? | 0 | 0 | |
| Moet u tijdens deze aanvallen rusten, zitten of liggen? | 0 | 0 | III | | | | | - aspirine of andere pijnstillers? | 0 | 0 | |
| Wordt u bleek, duizelig of kortademig tijdens de aanvallen? | 0 | 0 | IV | | | | | - voor suikerziekte? | 0 | 0 | |
| 5. Hebt u last van hartzwakte (hartfalen)? Zo ja, | 0 | 0 | II | 12. Hebt u suikerziekte? Zo ja, Gebruikt u insuline? Bent u vaak 'ontregeld'? (hypo/hyperglycaemie)? | 0 0 0 | 0 0 0 | II II III | - voor allergie? | 0 | 0 | |
| Wordt u bij plat liggen kortademig? | 0 | 0 | III | | | | | - prednison, corticosteroïden of andere afweerremmende middelen? | 0 | 0 | |
| Slaapt u met meer dan twee kussens omdat u anders kortademig wordt? | 0 | 0 | III | 13. Hebt u een schildklierziekte? Zo ja, Is dit een vertraagde functie? Is dit een versterkte functie? | 0 0 0 | 0 0 0 | II II IV | - tegen huid-, darm- of reumatische ziekten? | 0 | 0 | |
| | | | | | | | | - medicijnen tegen kanker of bloedziekten? | 0 | 0 | |
| 6. Hebt u nu of hebt u in het verleden een hoge bloeddruk gehad? Zo ja, | 0 | 0 | II | 14. Hebt u nu of in het verleden een leverziekte gehad? Zo ja, Hebt u daarvoor dieet of medicijnen? | 0 0 | 0 0 | II III | - penicilline of antibiotica? | 0 | 0 | |
| Wat is uw laatst gemeten bloeddruk? | | | | | | | | - kalmerende middelen, slaaptabletten, antidepressiva, verdovende middelen? | 0 | 0 | |
| Is de bovendruk meestal tussen 160 en 200? | 0 | 0 | II | 15. Hebt u een nierziekte? Zo ja, Hebt u een niervervangende behandeling (dialyse)? Hebt u een niertransplantaat? | 0 0 0 | 0 0 0 | III IV IV | - gebruikt u drugs? | 0 | 0 | |
| Is de onderdruk meestal tussen 95 en 115? | 0 | 0 | III | | | | | - andere medicijnen? | 0 | 0 | |
| Is de bovendruk meestal 200 of hoger? | 0 | 0 | IV | | | | | 21. Bestaat de mogelijkheid dat u zwanger bent? | 0 | 0 | II |
| Is de onderdruk meestal 115 of hoger? | 0 | 0 | IV | | | | | | | | |
| 7. Is bij u een bloedingsneiging vastgesteld? Zo ja, Bloedt u langer dan 1 uur na verwondingen of ingrepen? Krijgt u zonder stoten blauwe plekken? | 0 0 0 | 0 0 | II III IV | | | | | 22. Hebt u een ziekte waar niet naar is gevraagd? Zo ja, Welke? | 0 | 0 | |

*Afbeelding 1.6* Europese Medisch Risico Registrerende Anamnese (EMRRH).

flexibel en heeft het een slechtere doorbloeding. Osteogenesis imperfecta is een collageenziekte waarbij een afwijkende botvorming optreedt. De botten zijn broos en breken snel waardoor in ernstige gevallen implantatie onverstandig kan zijn.

Een lokaal tekort aan bot maakt implanteren technisch niet uitvoerbaar. Met de huidige kennis en kunde van de pre-implantaire chirurgie kan ook dit probleem meestal wel worden ondervangen (hoofdstuk 4). De behandeling is alleen uitgebreider en gecompliceerder.

### 1.3.3 BLOEDAFWIJKINGEN

Bloedafwijkingen kunnen worden ingedeeld in afwijkingen van de functie of de hoeveelheid van de erytrocyten (onder andere thalassemie en sikkelcelanemie), de leukocyten (onder andere leukemie, hiv, aids en chemotherapie) en de trombocyten (onder andere hemofilie). Bij al deze afwijkingen dient vooraf overleg plaats te vinden met de behandelende hematoloog over de risico's van implantatie. Om behandeling mogelijk te maken, moeten meestal tijdelijke maatregelen worden getroffen, bijvoorbeeld door extra trombocyten toe te dienen of preventief een antibioticum te geven. De voor de bloedafwijking noodzakelijke medicatie moet zonodig worden gestopt of er moet een extra medicijn worden gegeven om de werking af te zwakken (paragraaf 1.3.5).

### 1.3.4 CARDIOVASCULAIRE AFWIJKINGEN

Een minder dan zes maanden geleden doorgemaakt myocardinfarct geldt als een contra-indicatie voor implantatie omdat de chirurgische behandeling en het noodzakelijke anestheticum een verhoogd risico op hartfalen en hartritmestoornissen betekenen.

Hartklepprothesen geven een verhoogde kans op endocarditis. Hun aanwezigheid geldt als een contra-indicatie voor implantatie in de periode tot 18 maanden na de behandeling met een hartklepprothese. Daarna kan implantatie wel plaatsvinden, mits de geëigende maatregelen van endocarditisprofylaxe worden getroffen.

### 1.3.5 MEDICATIE

Immunosuppressiva zijn medicamenten die de immuunreactie verminderen of voorkomen. Voorbeelden zijn azathioprine, ciclosporine en corticosteroïden. Onder de corticosteroïden vallen onder andere prednison, dexamethason en hydrocortison. De medicatie wordt toegepast bij transplantaties, auto-immuunziekten, astma en allergie. Gebruik van immunosuppressiva leidt tot een verminderde afweer en een vertraagde wondgenezing. Implanteren bij een

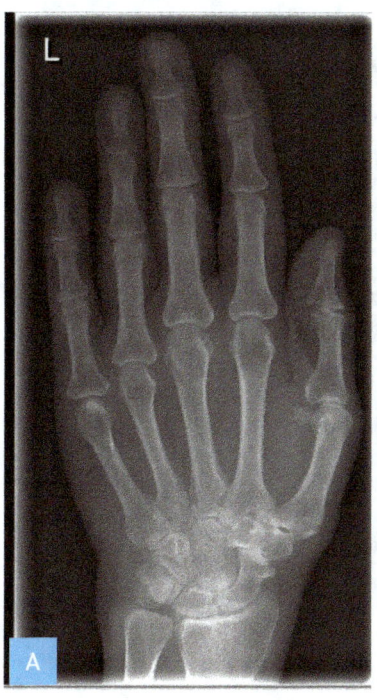
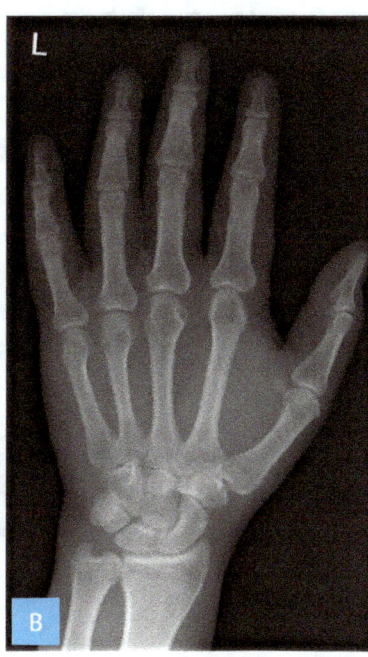

**Afbeelding 1.7**
Röntgenopname van een hand van een patiënt met osteoporose (A) en van een hand van een gezonde persoon (B).

patiënt die immunosuppressiva gebruikt, kan alleen in goed overleg met de behandelend specialist en dan na het preventief toedienen van een antibioticum.

Medicatie met anticoagulantia (antibloedstolling), zoals ascal, sintrom en marcoumar vergroot de kans op bloedingen bij en na chirurgische behandelingen. Geadviseerd wordt deze medicatie afhankelijk van het medicament enkele tot tien dagen voor de behandeling te staken. Dit staken dient te geschieden in overleg met de behandelaar die het medicament heeft voorgeschreven. In enkele gevallen is het te riskant om de medicatie een aantal dagen te staken. Daarvoor kan een oplossing worden geboden door de patiënt gedurende enkele dagen een alternatief medicament te geven dat een korter durende anticoagulerende werking heeft. Als de toediening van dit speciale medicament enkele uren voor de behandeling wordt gestaakt, is tijdens de behandeling wel een goede bloedstolling te verkrijgen. Kort na de behandeling kan het speciale anticoagulantium dan weer worden toegediend. De meest gebruikte anticoagulantia met een kortdurende werking zijn nadroparine en heparine. Met nadroparine kan de behandeling gewoon poliklinisch worden verricht. Van heparine is de werking zo kortdurend dat dit meestal constant per infuus wordt toegediend. Daarom wordt dit

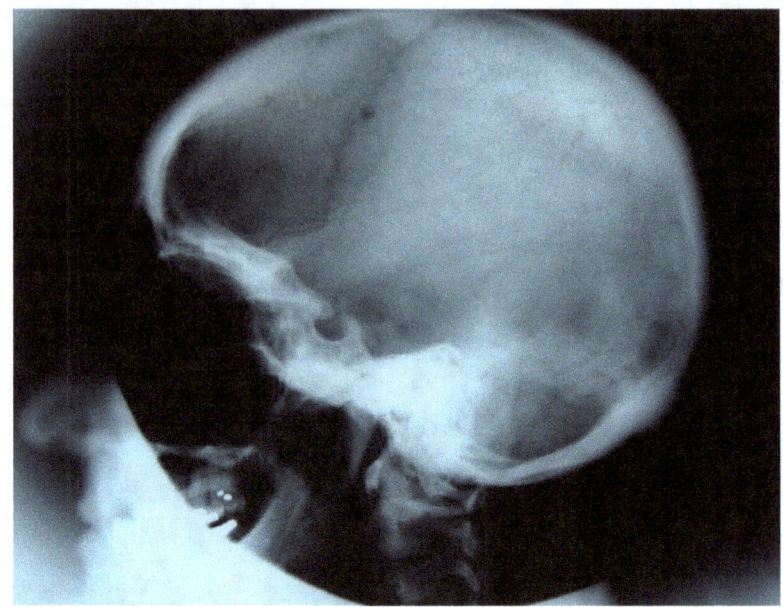

**Afbeelding 1.8** Röntgenschedelprofielopname van een patiënt met osteopetrose.

vrijwel uitsluitend gedaan tijdens een verblijf van twee tot drie dagen in een medisch centrum.

Chemotherapeutische medicamenten hebben een cytostatische werking en worden toegepast in de oncologie. Een van de bijwerkingen is beenmergsuppressie met een verminderde productie van leuko- en trombocyten. Hierdoor is de patiënt onder andere gevoeliger voor infecties. Geadviseerd wordt om met implanteren te wachten tot minimaal zes maanden na afronding van de chemotherapie.

Ter verbetering van de dichtheid en kwaliteit van botweefsel worden al enige tijd bisfosfonaten voorgeschreven (paragraaf 1.3.2). Voorbeelden van bisfosfonaten zijn: alendroninezuur, risedroninezuur, ibandroninezuur, pamidroninezuur, clodroninezuur en etidroninezuur. Recent is ontdekt dat patiënten die een bisfosfonaat gebruiken, zeker na een chirurgische behandeling, een sterk vergroot risico hebben op het ontwikkelen van een ernstige botaantasting van de kaak, osteonecrose genoemd. Implanteren bij mensen die een bisfosfonaat gebruiken is dus hoogst onverstandig. Onbekend is nog of implanteren wel verantwoord is na het staken van de medicatie met bisfosfonaat, zeker als het bisfosfonaat intraveneus is toegediend, en hoeveel tijd er dan moet zijn verstreken sinds de toediening is gestaakt.

### 1.3.6 ALLERGIE VOOR TITANIUM

Uit de literatuur is bekend dat allergie voor titanium zelden voorkomt. Als deze afwijking toch is aangetoond, kan men implantaten van een alternatief materiaal kiezen, zoals hydroxyapatiet of aluminiumoxide.

### 1.3.7 GROTE TONG

Een grote tong kan voorkomen bij patiënten die lange tijd edentaat zijn en geen gebitsprothese dragen en bij een aantal systemische afwijkingen. Dit kan mogelijk de duurzaamheid van implantaten negatief beïnvloeden door de ongunstige krachten die de grote tong via de gebitsprothese op implantaten uitoefent. Ook leiden de ongunstige anatomische verhoudingen van de weke delen tot een verhoogde kans op ontsteking van het slijmvlies rondom implantaten (paragraaf 8.4).

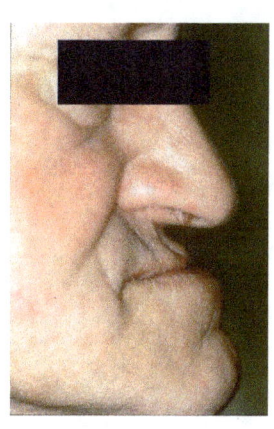

*Afbeelding 1.9* Man met een extreme skeletale klasse-III-relatie.

### 1.3.8 ONGUNSTIGE RELATIE TUSSEN BOVEN- EN ONDERKAAK

Orthodontische afwijkingen, zoals een extreme klasse-II- of een extreme klasse-III-relatie, en een te kleine verticale ruimte tussen de boven- en de onderkaak, zijn door de te verwachten ongunstige krachten op implantaten aspecten die vooraf goed moeten worden overwogen (afbeelding 1.9). Geadviseerd wordt om in een articulator een simulatie uit te voeren van geplande implantaten en suprastructuren op gebitsmodellen van de boven- en de onderkaak. Als de te verwachten problemen door ongunstige krachten risico's voor de duurzaamheid van de implantaten vormen, is het verstandig de afwijkingen eerst chirurgisch te corrigeren (paragraaf 3.4). In de meeste gevallen is dit wel mogelijk (paragraaf 4.7).

### 1.3.9 PARAFUNCTIES

Bij orale parafuncties als tandenknarsen of kaakklemmen wordt aangeraden te wachten met implantatie tot behandeling van de parafuncties heeft plaatsgevonden. Voor hardnekkige 'knarsers' kan na de implantatie een opbeetspalk worden vervaardigd ter bescherming van de implantaten.

### 1.3.10 SLECHTE MONDHYGIËNE EN ONTSTOKEN SLIJMVLIES

Het is vanzelfsprekend dat patiënten in staat moeten zijn om voor een goede reiniging van de mond en de implantaten zorg te dragen (hoofdstuk 8). Ontstoken slijmvlies kan zich minder goed rondom een implantaat hechten (paragraaf 3.4). Daarmee is de kans op het ontstaan van ontsteking van het slijmvlies rondom het implantaat en vervolgens op verlies van het implantaat verhoogd. Aangeraden wordt om bij patiënten met hoge plaquescores en parodontale aandoeningen eerst een gezonde uitgangssituatie te bereiken.

### 1.3.11 HYPOSALIVATIE

Hyposalivatie, een objectief tekort aan speeksel, compromitteert de orale gezondheid in het algemeen en kan ook een bedreiging vormen voor de duurzaamheid van implantaten. Dit kan zich onder andere voordoen als onderdeel van het syndroom van Sjögren, bij gebruik van een aantal groepen medicijnen, bij pathologische afwijkingen van de speekselklieren en na radiotherapie in het hoofd-halsgebied (paragraaf 1.3.12).

### 1.3.12 RADIOTHERAPIE IN HET HOOFD-HALSGEBIED

Een groot percentage van de patiënten met een maligniteit in het hoofd-halsgebied krijgt naast chirurgische behandeling ook radiotherapie. Normale weefsels worden door hoge doses straling (> 60 Gy) op cellulair niveau beschadigd en de vascularisatie van het weefsel neemt af. De weefsels kunnen hierdoor dusdanig verzwakt raken dat ze niet meer bestand zijn tegen functionele belasting van gebitsprothesen of tegen het plaatsen van implantaten. Dit leidt tot een verminderde osseo-integratie van implantaten en tot een risico op necrose van het kaakbot (osteoradionecrose).

### 1.3.13 ONVOLGROEIDE STATUS

Implantaten bevinden zich in een stabiele positie in het kaakbot en verplaatsen zich niet tijdens de groei van de kaken. Daarom is het verstandig niet te implanteren zolang een jongere zich nog in de groeifase bevindt. Er bestaat wel een verschil tussen implantaten die worden voorzien van een vaste en van een uitneembare prothetische constructie. Voor vaste constructies bestaat een absolute contra-indicatie omdat tijdens de groei de onderlinge afstand van de implantaten toeneemt. Tussen kronen op de implantaten komen hierdoor esthetisch storende ruimten. Duidelijk is dat met een brug op de implantaten tijdens de groei bijzonder ongunstige krachtverhoudingen tussen de brug en de implantaten kunnen ontstaan. Voor uitneembare prothetische constructies is dit probleem kleiner omdat de prothetische constructie kan worden aangepast. Zonodig kan ook een nieuwe prothetische constructie worden vervaardigd.

## 1.3.14 ZWANGERSCHAP

Een tijdelijke contra-indicatie is zwangerschap. Geadviseerd wordt een behandeling met implantaten uit te stellen tot na de bevalling, eventueel zelfs tot na het beëindigen van de borstvoeding. Dit om er zeker van te zijn dat moeder en kind geen enkel risico lopen. In uitzonderingsgevallen kunnen anesthetica en antibiotica schadelijk zijn voor de moeder en het (nog ongeboren) kind.

## 1.3.15 ROKEN

Roken is schadelijk voor de gezondheid en direct gerelateerd aan een verminderde wondgenezing en verlaagde afweer. Onvoorspelbare resultaten met implantaten worden toegeschreven aan roken. Het precieze mechanisme hiervan is nog niet bekend. Het verlies van implantaten bij gezonde personen ligt rond de 5 procent. Onderzoek heeft aangetoond dat dit percentage wel kan oplopen tot 38 bij rokers en dan vooral voor implantaten in de bovenkaak. Er gaan zodoende steeds meer stemmen op om roken te beschouwen als een relatieve contra-indicatie voor implantatie.

## Literatuur

Abraham-Inpijn L. Inwendige geneeskunde voor de tandheelkunde. Utrecht: Lemma B.V., 2005.

Baat P de, Heijboer MP, Baat C de. Ontwikkeling, fysiologie en celactiviteit van bot. Ned Tijdschr Tandheelkd 2005;112:258-63.

Bain CA, Weng D, Meltzer A, et al. A meta-analysis evaluating the risk for implant failure in patients who smoke. Compend Contin Educ Dent 2002;23:695-708.

Koudstaal MJ, Scholtemeijer M, Baat C de. Contra-indicaties voor implantatie. In: Baat C de, Braem MJA, Brands WG, Carels CEL, Jacobs R, Koole R, et al. (red.). Het tandheelkundig jaar 2004. Houten: Bohn Stafleu Van Loghum, 2003.

Moy PK, Medina D, Shetty V, Aghaloo TL. Dental implant failure rates and associated risk factors. Int J Oral Maxillofac Implants 2005;20:569-77.

Steenberghe D van, Quirynen M, Molly L, Jacobs R. Impact of systemic diseases and medication on osseointegration. Periodontol 2000 2003;33:163-71.

Stellingsma C, Vissink A, Meijer HJ, Kuiper C, Raghoebar GM. Implantology and the severely resorbed edentulous mandible. Crit Rev Oral Biol Med 2004;15:240-8.

# Implantaten, osseo-integratie en het contact met het mondslijmvlies

## 2.1 Inleiding

Een permucosaal implantaat wordt chirurgisch aangebracht in het kaakbot. Indien de weefselschade die ontstaat door het chirurgisch aanbrengen van het implantaat beperkt blijft, vindt een vlotte genezing van bot rond een implantaat plaats. Na een goede genezing is er histologisch een direct contact tussen bot en implantaat aantoonbaar, zonder bindweefsel. Dit wordt osseo-integratie genoemd. Tevens ligt het slijmvlies strak tegen het implantaat aan en die situatie is vergelijkbaar met die van de gingiva die tegen een natuurlijk gebitselement aanligt. Dit is eigenlijk een wonderlijk en onverwacht fenomeen omdat er bij een implantaat geen parodontaal ligament aanwezig is.

In dit hoofdstuk wordt informatie gegeven over de diverse materialen en uitvoeringen van implantaten, over de osseo-integratie van een implantaat en over het contact tussen een implantaat en het mondslijmvlies.

## 2.2 Materialen en uitvoeringen van implantaten

Een implantaatmateriaal moet zowel biologisch, mechanisch als chemisch geschikt zijn. Als het materiaal biologisch geschikt is, kan het een biomateriaal worden genoemd. De keuze voor een bepaald implantaat is mede afhankelijk van de kwantiteit en de kwaliteit van het bot waarin het implantaat wordt geplaatst. Het meest toegepaste implantaatmateriaal is titanium. Hydroxyapatiet werd in het verleden ook wel gebruikt. Dit materiaal is zeer weefselvriendelijk en heeft een positieve invloed op de botvorming waardoor een goed contact met het bot kan ontstaan. Toegepast in massieve vorm is het echter mechanisch gezien minder geschikt. Het heeft namelijk bij belasting een grote kans op breuk door optredende materiaalmoeheid. Titanium is een natuurlijk mineraal dat wordt aangetroffen op de zandstranden van gebieden als Australië, India en Zuid-Afrika.

Pas aan het begin van de vorige eeuw zijn de specifieke kwaliteiten van titanium ontdekt. Het is een metaal met een relatief zeer klein soortelijk gewicht, dat veel wordt toegepast in de moderne vliegtuigen, mede omdat het uitstekend bestand is tegen grote wisselingen in temperatuur. Ongeveer 6 procent van het gewicht van een vliegtuig bestaat uit titanium. Titanium en diverse titaniumlegeringen zijn uitermate geschikt als implantaatmateriaal door hun grote sterkte en grote weerstand tegen oxidatie, corrosie en slijtage (afbeelding 2.1). Vanaf 1965 werd steeds duidelijker dat titanium uitstekend wordt geaccepteerd in het menselijk lichaam, zowel door de harde als door de zachte structuren.

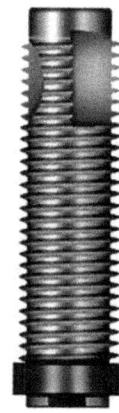

**Afbeelding 2.1**
Schroefvormig titaniumimplantaat.

Gladde implantaten van pure titanium werden en worden nog veel gebruikt en zijn uitermate geschikt als er voldoende bot van goede kwaliteit aanwezig is. Bij een minder gunstige toestand van het bot is een implantaat vereist dat door zijn materiaal en uitvoering direct na het chirurgisch aanbrengen een positieve invloed op de botvorming heeft. Verruwing van het implantaatoppervlak lijkt in dit opzicht een veelbelovende toekomst te hebben en daartoe is zandstralen een veel gebruikte techniek. Een ingenieuze vondst is het aanbrengen van een stevig vasthechtende buitenlaag van het botvorming inducerende hydroxyapatiet op het titanium. Biokeramiek, bioactief glas en materialen als calciumfosfaat, die botvorming of celhechting bewerkstelligen, zijn alternatieven voor hydroxyapatiet (afbeelding 2.2). Verruwing van een implantaatoppervlak moet wel worden beperkt tot dat deel van het implantaat dat met het bot in contact is (afbeelding 2.3). Ruwe delen die met het mondslijmvlies in contact staan, herbergen het gevaar van eenvoudige plaqueaccumulatie en daardoor een vergrote kans op ontsteking van de omringende weefsels, met botafbraak als eindresultaat.

Om goed weerstand te kunnen bieden aan de horizontale componenten van belastingskrachten ligt de optimale lengte van een implantaat rond de 12 mm. Langere implantaten stuiten al snel op het probleem dat de bothoogte ontoereikend is om ze aan te brengen. Bovendien hebben implantaten met een grotere lengte dan 12 mm geen enkele toegevoegde waarde voor het opvangen van de kauw- en andere belastingskrachten. Kortere implantaten hebben het probleem dat het lastig is ze direct bij het aanbrengen voldoende stabiliteit te geven. Implantaten korter dan 6-8 mm kunnen alleen worden toegepast als ze een diameter hebben die groter is dan 4 mm, maar daarvoor moet weer het beschikbare bot breed genoeg zijn.

De minimale diameter van een implantaat ligt rond de 3 mm. Met smallere implantaten is er te weinig botcontact. Bovendien is met

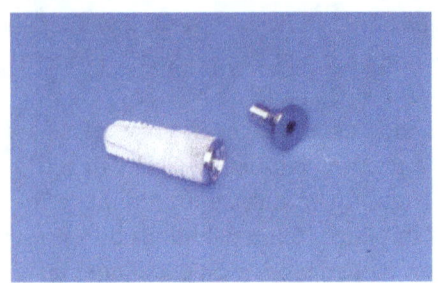

**Afbeelding 2.2**
Titaniumimplantaat met een botvorming inducerende buitenlaag.

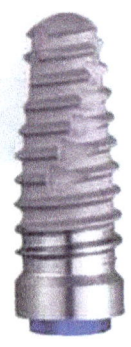

**Afbeelding 2.3**
Implantaat met een grotendeels botvorming inducerende buitenlaag, behalve aan de hals die waarschijnlijk niet helemaal met het bot in contact zal komen.

een smal implantaat de interne schacht beperkt. Een hierin aangebrachte implantaatopbouw (Engels: 'abutment'; paragraaf 3.6.7) is dan zo kwetsbaar dat bij belasting de implantaatopbouw of eventueel de schroef waarmee de implantaatopbouw wordt bevestigd, zal breken.

Ook de vorm van een implantaat heeft invloed op de weerstand tegen belastingskrachten. De gunstigste belastingsverdeling wordt bereikt met schroefvormige implantaten (afbeelding 2.1).

In de interne schacht van een implantaat kan een exact passende implantaatopbouw worden vastgeklemd of vastgeschroefd (paragraaf 3.6.7) (afbeelding 2.4). Bij sommige implantaatsystemen vormen het implantaat en de implantaatopbouw een geheel. De losse of vast aan het implantaat verbonden implantaatopbouw perforeert het mondslijmvlies en komt uit in de mondholte. De twee verschillende principes van toepassing van een implantaatopbouw worden een eenfase- en een tweefasensysteem genoemd (afbeelding 2.4 en 2.5). Een eenfasesysteem vergt slechts één chirurgische behandeling. Het nadeel hiervan kan zijn dat de implantaatopbouw direct in de mond aanwezig is, ook als de implantaatopbouw en het implantaat nog niet mogen worden belast. Bij een tweefasensysteem krijgt het kaakbot eerst ruim de gelegenheid om rondom het implantaat nieuw bot te vormen. Het slijmvlies is over het implantaat dichtgehecht en het implantaat is niet zichtbaar in de mond. Pas enkele weken of maanden later wordt het slijmvlies weer chirurgisch weggeklapt, om de implantaatopbouw in de schacht van het implantaat te plaatsen. De implantaatopbouw perforeert het slijmvlies en nu kunnen de implantaatopbouw en het implantaat direct worden belast. Het probleem van plaqueaccumulatie en weefselirritatie op de overgangsrand van implantaat naar implantaatopbouw is tegenwoordig eigenlijk niet meer aan de orde. Door de grote nauwkeurigheid waarmee implantaten en implantaatopbouwen kunnen worden vervaardigd, is de randspleet op het contactvlak te verwaarlozen.

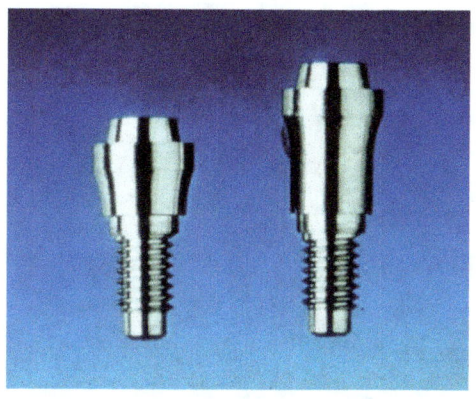

**Afbeelding 2.4** *Eenfase-implantaten van verschillende lengte, één geheel vormend met de implantaatopbouwen.*

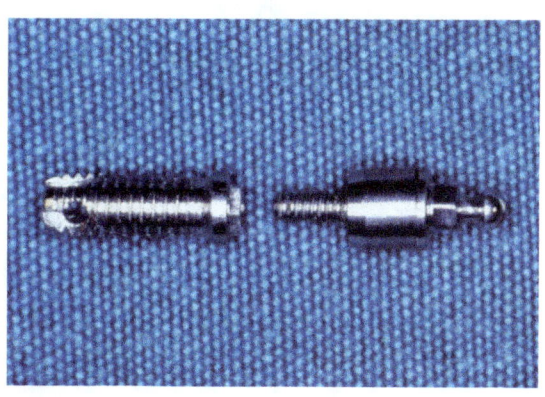

**Afbeelding 2.5** *Tweefasenimplantaat met aparte implantaatopbouw.*

## 2.3 Osseo-integratie van een implantaat

Osseo-integratie kan worden gedefinieerd als de directe verankering van een implantaat in bot door de vorming van botweefsel rond het implantaat, zonder dat op het contactvlak van bot en implantaat fibreus weefsel wordt gevormd.

Macroscopisch zijn er twee typen botweefsel: corticaal en trabeculair bot (paragraaf 1.3.2). Corticaal bot is een dicht, relatief massief soort botweefsel met een porositeit van ongeveer 5-30 procent. Het corticale botweefsel bevindt zich aan de buitenkant van de botten en zorgt voor een goede weerstand tegen grote mechanische belasting, bijvoorbeeld tegen trekkrachten door de spieren. Trabeculair bot is veel minder dicht en bestaat uit een soort netwerk van botbalkjes dat aan alle kanten volledig wordt omgeven door een laag corticaal bot (afbeelding 2.6). In dit poreuze botweefsel bevindt zich het beenmerg dat bestaat uit vet, bloedvormend weefsel en botvormende cellen.

Na een beschadiging van botweefsel, bijvoorbeeld door het boren van een schacht in het bot om daarin een implantaat aan te brengen, volgt een ontstekingsreactie. Deze ontstekingsreactie blijft in een gezonde situatie zeer beperkt. Belangrijk in deze fase is dat er rond het implantaat gebieden zijn van direct contact met het bot en gebieden waar ruimte is tussen het implantaat en het bot. Hoe meer goed botcontact, hoe groter de kans dat bot ongehinderd kan ingroeien in de ruimten. Hoe meer ruimten er zijn en hoe groter ze zijn, des te groter is de kans dat door de ontstekingsreactie de

**Afbeelding 2.6**
Schematische weergave van corticaal en trabeculair bot.

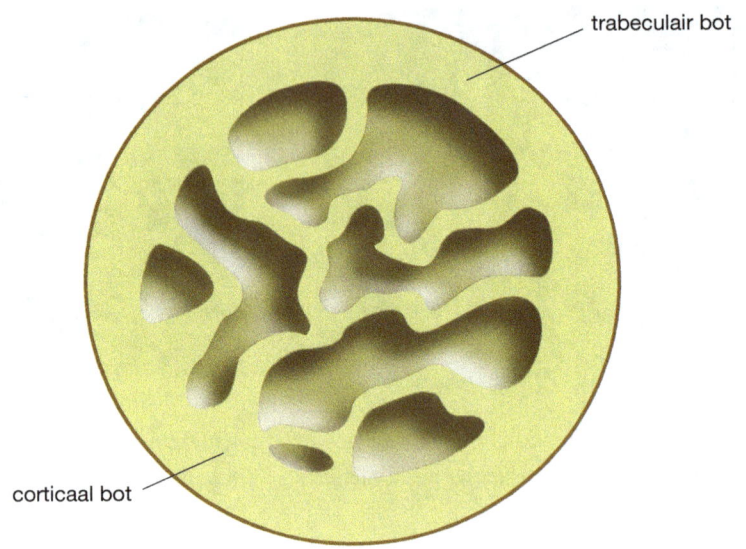

ruimten worden opgevuld met reactief fibreus bindweefsel in plaats van met bot. Vorming van reactief fibreus bindweefsel staat het proces van osseo-integratie in de weg. Als het aangebrachte implantaat wordt blootgesteld aan bewegingen, door een niet-stabiele positie in het bot of door belasting, wordt bovendien de vorming van fibreus bindweefsel nog bevorderd. Essentieel voor een goede osseo-integratie zijn dus het beperken van de botschade, het bereiken van een situatie waarin het implantaat zich stabiel in het bot bevindt en het achterwege blijven van beweging. In die situatie treedt genezing van het bot op in de vorm van reparatie door vorming van nieuw bot en vervolgens remodellering daarvan. Deze remodellering sluit aan op het continue proces van botafbraak en botvorming door osteoclasten en osteoblasten, dat altijd blijft doorgaan (paragraaf 1.1). De vorming en remodellering van bot zijn sterk bepalend voor de 'acceptatie' van een implantaat in het bot. Het trabeculaire bot heeft mede door de veel betere vascularisatie een snellere genezings- en een grotere botvormende capaciteit dan het corticale bot. In corticaal bot is het echter veel gemakkelijker om een implantaat bij het plaatsen direct een goede stabiliteit te geven. Duidelijk is dat voor de uiteindelijke osseo-integratie van een implantaat beide soorten botweefsel van wezenlijk belang zijn en dan bij voorkeur in de optimale verhouding tussen corticaal en trabeculair bot (paragraaf 1.3.2).

Het uiteindelijke contact tussen implantaat en bot wordt vooral bepaald door de aangerichte schade en door de wijze waarop het bot reageert bij het eerste contact met het implantaat. De botschade kan worden beperkt door bij het boren van een implantaatschacht perfect te koelen, zodat de door wrijving ontstane warmteontwikkeling minimaal is. Verder is het van belang om tijdens het boren weinig druk uit te oefenen en scherpe boren te gebruiken.

Zowel het materiaal waarvan een implantaat is gemaakt als de structuur van het oppervlak van het implantaat heeft een belangrijke invloed op de osseo-integratie. In het gunstigste geval ontstaat een soort chemische binding tussen nieuw gevormd bot en het implantaatmateriaal. Dat kan met alle in paragraaf 2.1 genoemde materialen. De oppervlaktestructuur van een implantaat beïnvloedt de botvorming na het aanbrengen van het implantaat in het bot. Algemeen wordt aangenomen dat de ruwheid van het oppervlak een zeer belangrijke rol speelt. Een verruwd implantaatoppervlak bewerkstelligt betere mechanische stabiliteit en snellere botvorming (paragraaf 2.1). Een buitenlaag van hydroxyapatiet, calciumfosfaat, biokeramiek of bioactief glas op een voor het overige uit titanium bestaand implantaat, kan de directe botvorming extra stimuleren (paragraaf 2.2).

De overdracht van belastingskrachten van een implantaat op het bot wordt in sterke mate bepaald door de osseo-integratie van het implantaat en door de richting van de belastingskrachten. In het algemeen worden axiaal gerichte krachten als gunstiger beschouwd dan krachten met een andere richting en dan buigmomenten, omdat er een meer uniforme verdeling van de krachten plaatsvindt. Een belangrijke locatie is het contactvlak van de schouder van een implantaat met het bot. Op deze plaats ontstaan door de laterale componenten van de belastingskrachten grote spanningsconcentraties, die hoge eisen stellen aan de kwaliteit van het bot. Het gunstigste resultaat wordt bereikt als op deze locatie rondom het implantaat een relatief dikke laag corticaal bot aanwezig is. Als het bot op deze locatie een minder solide kwaliteit heeft, treden er gemakkelijk steeds meer kleine scheuren in het bot op die uiteindelijk leiden tot botafbraak en verlies van het implantaat. Nog gunstiger is de osseo-integratie als het implantaat ook aan de apex voor een deel is verankerd in een solide laag corticaal bot. In deze situatie worden de belastingskrachten namelijk nog gelijkmatiger over het gehele implantaat verdeeld (afbeelding 2.7).

In een edentate onderkaak kunnen grote spanningskrachten rond implantaten ontstaan als de onderkaak over het geheel genomen een te geringe bothoogte heeft. Hoewel de implantaten aan de schouder en aan de apex goed verankerd kunnen zijn in een laag corticaal bot, vinden er bij belasting zulke grote buigvervormingen

**Afbeelding 2.7**
Schematische weergave van een implantaat dat zowel aan de boven- als aan de onderzijde is verankerd in een solide laag corticaal bot.

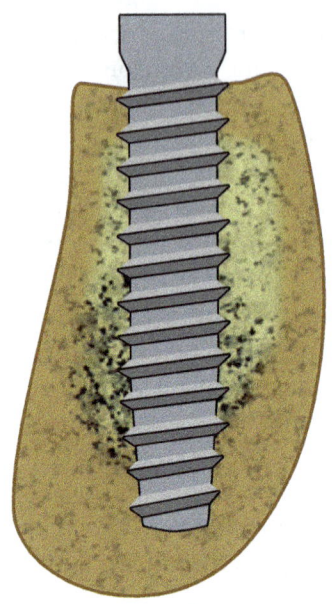

van de onderkaak plaats, dat hierdoor de spanningskrachten rond de implantaten te groot zijn. Of de goede osseo-integratie dan bestand is tegen de buigkrachten hangt onder andere af van het aantal implantaten waarover de krachten kunnen worden verdeeld en hun breedte.

## 2.4 Contact tussen implantaat en mondslijmvlies

Het slijmvlies rondom een implantaat bestaat uit een epitheel- en een bindweefseldeel. Beide weefselsoorten vertonen microscopisch veel gelijkenis met het epitheel en het bindweefsel van het parodontium. Het epitheel heeft een beschermende functie en wordt, om deze functie te kunnen uitoefenen, ondersteund en gevoed door het bindweefsel (afbeelding 2.8). Net als het epitheel dat tegen een natuurlijk gebitselement aanligt, is het epitheel dat in contact staat met een implantaat niet gekeratiniseerd. Het niet-gekeratiniseerde epitheel bevat microscopische structuren die de mogelijkheid hebben om als het ware te hechten aan titanium of aan elk ander biomateriaal. In het onder het epitheel liggende bindweefsel bevinden zich capillaire bloedvaten die naar hun structuur volledig vergelijkbaar zijn met de capillairen in het bindweefsel van het parodontium en voor een goede doorbloeding zorgen. Vanuit het paro-

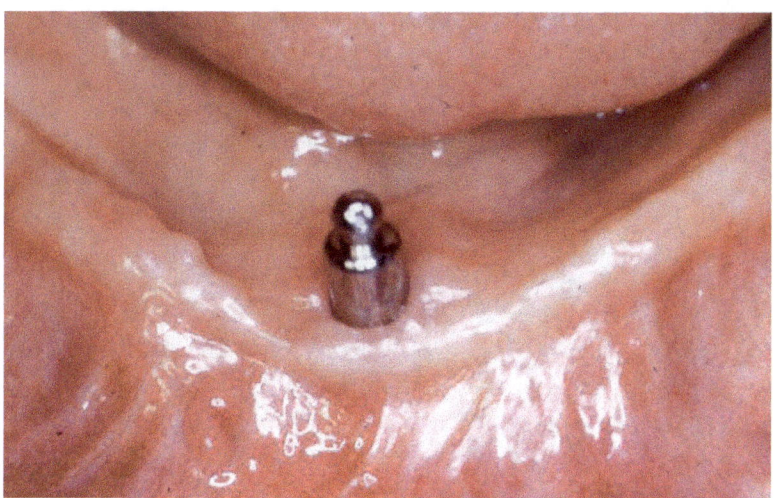

**Afbeelding 2.8** Strak tegen een implantaat aanliggend, gezond mondslijmvlies.

dontale ligament vindt via de gingivasulcus afgifte plaats van creviculaire vloeistof. Bij gingivitis en parodontitis is er meer creviculaire vloeistof en bevat de vloeistof meer ontstekingscellen dan in een gezonde situatie. Ook de slijmvliessulcus rond een implantaat geeft creviculaire vloeistof af, waarvan de samenstelling volledig vergelijkbaar is met de creviculaire vloeistof van het parodontium. In geval van een ontsteking van het slijmvlies rondom een implantaat, die peri-implantitis wordt genoemd, is de samenstelling van de creviculaire vloeistof nagenoeg gelijk aan die van creviculaire vloeistof bij gingivitis en parodontitis.

## Literatuur

Albrektsson T, Wennerberg A. Oral implant surfaces: Part 1. Review focusing on topographic and chemical properties of different surfaces and in vivo responses to them. Int J Prosthodont 2004;17:536-43.

Anner R, Better H, Chaushu G. The clinical effectiveness of 6 mm diameter implants. J Periodontol 2005;76:1013-5.

Bolind PK, Johansson CB, Becker W, Langer L, Sevetz EB Jr, Albrektsson TO. A descriptive study on retrieved non-threaded and threaded implant designs. Clin Oral Implants Res 2005;16:447-55.

Buser D, Mericske-Stern R, Dula K, Lang NP. Clinical experience with one-stage, non-submerged dental implants. Adv Dent Res 1999;13:153-61.

Glauser R, Schupbach P, Gottlow J, Hammerle CH. Peri-implant soft tissue barrier at experimental one-piece mini-implants with different surface topography in humans: A light microscopic overview and histometric analysis. Clin Oral Implant Dent Relat Res 2005;7(Suppl 1):S44-S51.

Goto T, Yoshinari M, Kobayashi S, Tanaka T. The initial attachment and subsequent behaviour of osteoblastic cells and oral epithelial cells on titanium. Biomed Mater Eng 2004;14:537-44.

Porter JA, Fraunhofer JA von. Success or failure of dental implants? A literature review with treatment considerations. Gen Dent 2005;53:423-32.

Xiropaidis AV, Qahash M, Lim WH, Shanaman RH, Rohrer MD, Wikesjo UM, et al. Bone-implant contact at calcium phosphate-coated and porous titanium oxide (TiUnite)-modified oral implants. Clin Oral Implants Res 2005;16:532-9.

# 3 Opstellen behandelplan

## 3.1 Inleiding

Net als bij elke andere behandeling zijn voorafgaand aan het opstellen van een behandelplan voor het plaatsen van implantaten een gedegen anamnese en onderzoek de eerste stappen die worden gezet. Hierbij staan vier aspecten centraal:
– de klachten van de patiënt;
– de wensen van de patiënt;
– de orale anatomie;
– de bestaande orale functie.

In dit hoofdstuk wordt informatie gegeven over de anamnese, het extra- en intraoraal onderzoek, het röntgenonderzoek en de overige factoren die van belang zijn bij het opstellen van een behandelplan.

## 3.2 Anamnese

In het anamnesegesprek moet zo veel mogelijk relevante informatie worden verzameld. Naast aspecten als kauwvermogen, spraak en draagcomfort van de aanwezige gebitsprothesen wordt informatie ingewonnen over de klachten, de mening over het algemene en orale uiterlijk, het sociale functioneren, het verwachtingspatroon, de behandelwensen en de algemene gezondheid. Voorbeelden van gezondheidsproblemen die voor een behandeling met implantaten zorgvuldige aandacht en soms profylactische maatregelen vereisen, zijn (paragraaf 1.3):
– aangeboren of verworven afwijkingen van hart en bloedvaten;
– bloedstollingsstoornissen;
– verminderde weerstand tegen infecties (bijv. bij diabetes mellitus, immunologische afwijkingen, gebruik van immunosuppressiva en corticosteroïden);
– radiotherapie in het hoofd-halsgebied;
– botafwijkingen en -ziekten.

## 3.3 Extraoraal onderzoek

Bij het extraorale onderzoek wordt gekeken naar de (veroudering van de) huid, de mate van ondersteuning van de weke delen, de invloed van de contactafstand tussen de boven- en de onderkaak (beethoogte; paragraaf 6.4) op de weke delen, de invloed van de discrepantie tussen de beethoogte en de rusthoogte tussen de boven- en de onderkaak (spreekafstand; Engels: 'free-way space'; paragraaf 6.4) op de orale functie en de weke delen, de functie van het kaakgewricht, de spraak en de diverse esthetische aspecten van de aanwezige volledige of partiële gebitsprothesen of de natuurlijke restdentitie.

## 3.4 Intraoraal onderzoek

Het intraorale onderzoek draait om het verzamelen van informatie over de anatomie van de slijmvliezen en de botten, de processus alveolares, de bestaande gebitsprothesen en/of de restdentitie. Een geïrriteerd en verdikt slijmvlies is erg ongunstig voor implantatie. Irritatie en verdikking kunnen veroorzaakt zijn door hyperemie met eventuele drukplaatsen, irritatiefibromen, een candida-infectie of een 'flabby ridge' (afbeelding 3.1 en 3.2). Als de conditie van de slijmvliezen onvoldoende is, moeten deze allereerst door een betere reiniging en/of het aanpassen van de bestaande gebitsprothese(n), of door middel van een chirurgische correctie in een betere conditie worden gebracht (paragraaf 7.3.6). Er kan daarentegen ook

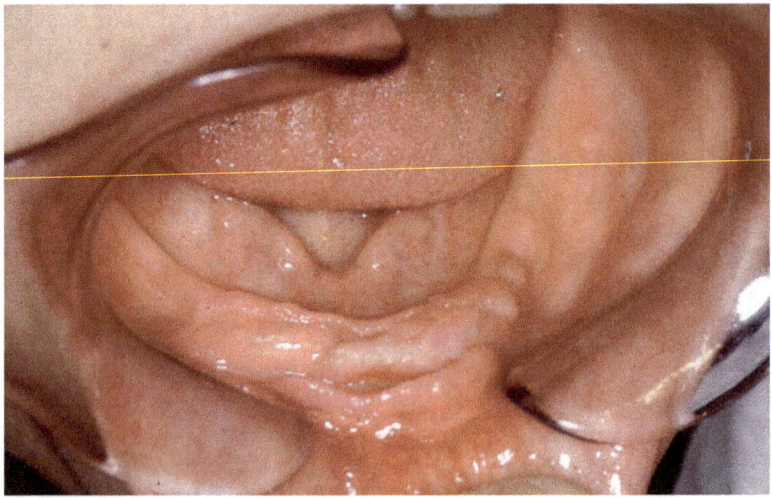

**Afbeelding 3.1** Geïrriteerd en verdikt slijmvlies door een irritatiefibroom.

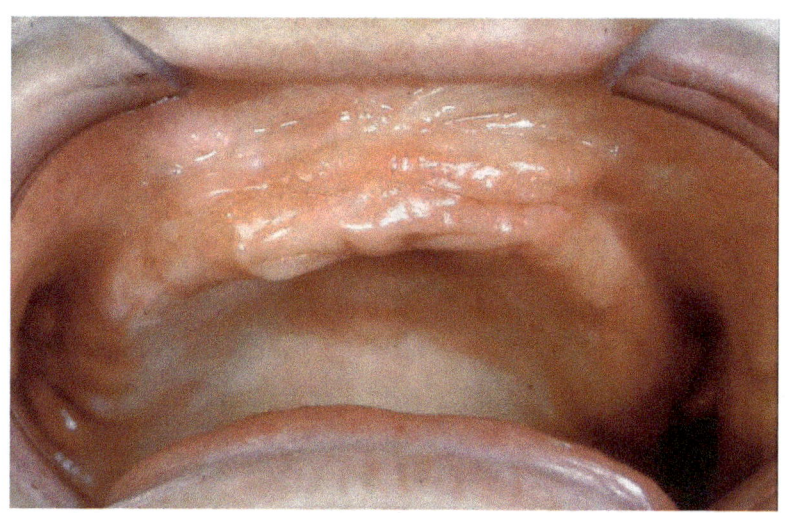

**Afbeelding 3.2**
Geïrriteerd en verdikt slijmvlies door een 'flabby ridge'.

sprake zijn van atrofisch dun slijmvlies. Dit uit zich als chronische pijn, vooral bij belasting door een gebitsprothese. De bedoeling van een behandeling met implantaten is om dit pijnlijke slijmvlies minder te gaan belasten.

Het voor implantatie beschikbare botvolume is van wezenlijk belang (paragraaf 3.6.1). Daartoe worden de processus alveolares en hun eventuele ondersnijdingen en de hoek tussen het vlak van occlusie en de processus alveolares nauwkeurig beoordeeld (afbeelding 3.3). Men kan dit het beste doen door de processus alveolares stevig te palperen. Voor een nauwkeurige beoordeling van het botvolume is röntgenonderzoek noodzakelijk (paragraaf 3.5).

Ook is het belangrijk een beeld te krijgen van de verhouding tussen de processus alveolares van de boven- en de onderkaak. Ten gevolge van een verschil in verlies van botvolume tussen de boven- en de onderkaak ontstaat dikwijls een afwijkende relatie tussen de boven- en de onderkaak, zowel in het sagittale als in het transversale vlak (paragraaf 1.3.8). Dit kan consequenties hebben voor de stabiliteit en de retentie van een gebitsprothese omdat de prothese-elementen in een minder gunstige positie moeten worden opgesteld. Tevens moet al in de onderzoeksfase het effect van occlusale belastingskrachten op de eventueel te plaatsen implantaten worden ingeschat, om een niet-axiale belasting van de implantaten via de later te vervaardigen prothetische constructies zo veel mogelijk te voorkomen (paragraaf 3.6.6). Bij een sterk afwijkende kaakrelatie en bij onvoldoende verticale ruimte tussen de processus alveolares van de boven- en onderkaak, kan een chirurgische correctie worden overwogen om de verhoudingen te verbeteren (paragraaf 4.7).

**Afbeelding 3.3**
Schematische weergave van een problematische edentate processus alveolaris in de bovenkaak met weinig botvolume, een sterke buccale inclinatie en een buccale ondersnijding.

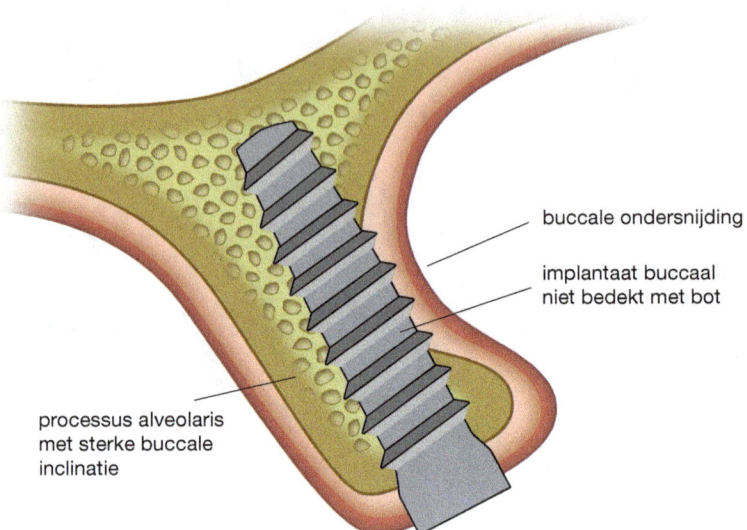

De aanwezige gebitsprothesen worden beoordeeld op pasvorm, occlusie- en articulatiestoornissen, verticale dimensie, stabiliteit, trek- en kipretentie, randaansluiting, randlengte en randdikte.
Bij een gedeeltelijk dentate patiënt wordt nauwkeurig onderzoek gedaan naar de status van de restdentitie, de kwaliteit van de aanwezige restauraties, het parodontium, de occlusie en articulatie en de beschikbare ruimte tussen de tandeloze delen van de boven- en de onderkaak.

## 3.5 Röntgenonderzoek

Met behulp van röntgenopnamen kan een tweedimensionale indruk worden verkregen van:
- het kaakbotvolume in hoogte en breedte;
- de verhouding tussen corticaal en trabeculair bot;
- de positie van anatomische structuren als het foramen mentale, de canalis mandibularis, de sinus maxillaris en de neusholte;
- achtergebleven wortelresten van gebitselementen, geïmpacteerde gebitselementen;
- cysten;
- overige pathologische processen.

Aan de hand van een orthopantomogram (OPT) kan men globaal de bothoogte aflezen (afbeelding 3.4). Informatie over de verhouding tussen de boven- en de onderkaak en het vlak van occlusie kan

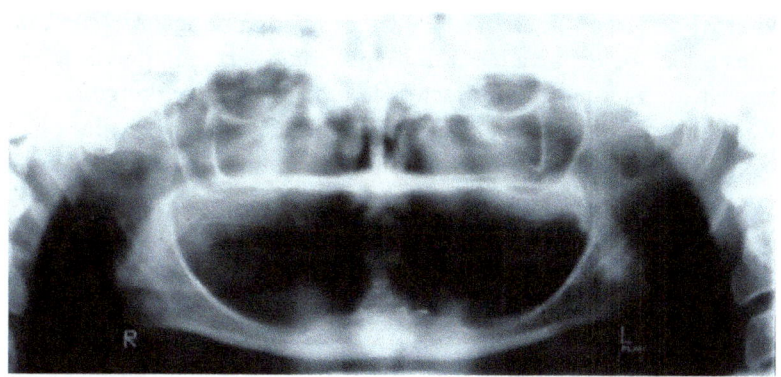

**Afbeelding 3.4** OPT dat informatie verschaft over de hoogte van de onderkaak en de hoogte van het maxillaire bot.

worden verkregen door een röntgen-schedelprofielopname (RSP) te maken, bij voorkeur met de bestaande gebitsprothesen in situ (afbeelding 3.5). De RSP geeft tevens de doorsnede weer van de boven- en de onderkaak in het mediane gebied. Meestal geeft een combinatie van een OPT en een RSP voldoende informatie. In gecompliceerde situaties kan worden gebruikgemaakt van computertomografie (CT). Met behulp van CT kan eventueel ook een stereolithografisch model van de kaken worden vervaardigd, waarop een behandeling met implantaten nauwkeurig kan worden gepland.
Elke röntgenopname geeft informatie over de botkwaliteit door de verhouding tussen corticaal en trabeculair bot (paragraaf 2.3). Deze verhouding is voorspellend voor de primaire stabiliteit van een implantaat in het bot en voor de mate van contact tussen bot en implantaat na de osseo-integratie en dus voor de prognose van de totale behandeling.

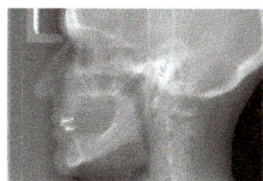

**Afbeelding 3.5** RSP met bestaande gebitsprothesen in situ.

## 3.6 Opstellen van een behandelplan

Het zorgvuldig beoordelen van (de waarde van) alle verzamelde gegevens is bij het opstellen van een behandelplan de moeilijkste en daardoor de meest uitdagende opgave. De risico's en alle nadelige consequenties van de totale behandeling moeten worden afgewogen tegen het resultaat dat men uiteindelijk denkt te behalen. Primair moet rekening worden gehouden met die factoren die belangrijk zijn voor de kwaliteit van het leven van het individu. De patiënt moet uitvoerige informatie krijgen over de gevolgen van niet behandelen, de risico's en de kans van slagen van wel behandelen en de mogelijke behandelopties. Tot het bespreken van de behandelopties behoort ook algemene voorlichting over implantaten, mesostructuren, prothetische constructies en de financiële aspecten. De algemene

voorlichting kan vergezeld gaan van een voorlichtingsbrochure om alles thuis nog eens na te lezen. Aandacht gevend aan de klachten en wensen van de patiënt moeten de individuele beperkingen, waardoor niet mogelijk is wat de patiënt graag wil of waardoor het verstandiger is een behandeling uit te voeren die afwijkt van de oorspronkelijke wens van de patiënt, zorgvuldig worden uitgelegd. Voorbeelden van individuele beperkingen zijn de al eerder genoemde gezondheidsproblemen (paragraaf 3.1). Andere factoren die beperkingen kunnen opleggen, zijn:
– psychosociale factoren;
– anatomische factoren;
– ontoereikende mondhygiëne;
– parafuncties.

Tijdens het opstellen van een definitief behandelplan wordt gepoogd het verwachtingspatroon van de patiënt in overeenstemming te brengen met de technische (on)mogelijkheden van de behandeling. Voor een behandeling met implantaten moeten specifieke beslissingen worden genomen omtrent:
– het beschikbare botvolume;
– een vaste of uitneembare prothetische constructie;
– het aantal implantaten;
– de positie van de implantaten;
– toepassing van een eenfase- of een tweefasensysteem;
– de wijze van belasten van de implantaten;
– de te gebruiken implantaatopbouwen;
– de mesostructuur;
– een eventuele combinatie van implantaten met natuurlijke gebitselementen.

### 3.6.1 BESCHIKBAAR BOTVOLUME

Het beschikbare botvolume is een belangrijke graadmeter voor de mogelijkheden van implantatie (paragraaf 3.4). In het gebied dat het meeste wordt voorzien van implantaten, het gebied tussen de foramina mentales in de edentate onderkaak, kan het botvolume op drie manieren een probleem vormen. In de eerste plaats als het volumeverlies van de onderkaak zodanig is gevorderd dat de hoogte van de onderkaak minder dan 10 mm is. Voorts indien de onderkaak wel hoog genoeg is, maar te smal. Ten derde kan de hoek tussen de processus alveolaris en het vlak van occlusie zodanig zijn, dat de implantaten niet loodrecht op het vlak van occlusie kunnen worden geplaatst (paragraaf 3.6.6). Deze drie aandachtspunten zijn evenzeer aan de orde bij elke andere situatie waarbij implantatie wordt overwogen. Als in het kader van deze drie aandachtspunten het botvolume dubieus is, moet pre-implantaire chirurgie worden overwogen (hoofdstuk 4).

De ervaring leert dat bij problemen met de stabiliteit en/of retentie van een in technisch opzicht optimale volledige bovenprothese het resterende botvolume in de regel te gering is voor het plaatsen van implantaten. Vrijwel altijd is dan een pre-implantaire chirurgische behandeling nodig (hoofdstuk 4).

Het tegenovergestelde doet zich vaak voor bij patiënten met branderigheid van het slijmvlies of een extreme kokhalsreflex (paragraaf 1.2). Deze klachten treden meestal al direct op zodra de patiënt een gebitsprothese gaat dragen. In dat stadium is er nog niet veel volumeverlies van het kaakbot en kan er zelfs onvoldoende verticale ruimte zijn voor het aanbrengen van implantaten en een prothetische constructie. Dan kan het dus juist geïndiceerd zijn om het botvolume enigszins te verkleinen. Hiermee zal men uiteraard altijd erg terughoudend zijn.

### 3.6.2 VASTE OF UITNEEMBARE PROTHETISCHE CONSTRUCTIE

Het stabiliseren van een volledige onderprothese met behulp van implantaten geeft bij veel patiënten met een edentate onderkaak al een zodanig gevoel van comfort dat met een relatief eenvoudige behandeling met een overkappingsprothese kan worden volstaan. In de regel wordt een vaste prothetische constructie pas overwogen als acceptatieproblemen met een overkappingsprothese voorspelbaar zijn, of als achteraf blijkt dat zich onoverkomelijke acceptatieproblemen voordoen. Met betrekking tot de esthetiek is het grote voordeel van een uitneembare prothetische constructie, dat de kunststof basisdelen in de buccale omslagplooi de lippen en wangen kunnen ondersteunen en opvullen. Bij nachtelijke parafuncties is het zelfs veel verstandiger om niet een vaste, maar een uitneembare prothetische constructie te vervaardigen omdat door het 's nachts niet dragen van de gebitsprothese overbelasting van de implantaten kan worden voorkomen. In geval van geringe verticale ruimte tussen de boven- en de onderkaak is het echter soms onmogelijk een uitneembare gebitsprothese te vervaardigen.

Het grote voordeel van een vaste prothetische constructie is dat deze als meer lichaamseigen wordt ervaren. Daar staat tegenover de regelmatig gehoorde klacht van een slissende spraak, soms gecombineerd met het cervicaal langs de implantaten ontsnappen van lucht en speeksel (afbeelding 3.6). Lastig is ook dat bij een vaste prothetische constructie, in verband met het beschikbare botvolume en de esthetische eisen, prothese-elementen buccaal van de implantaten moeten worden geplaatst. Hierdoor zijn de implantaten minder goed bereikbaar voor reiniging. Het plaquevrij houden van de implantaten is sowieso lastiger uitvoerbaar bij vaste dan bij uitneembare prothetische constructies.

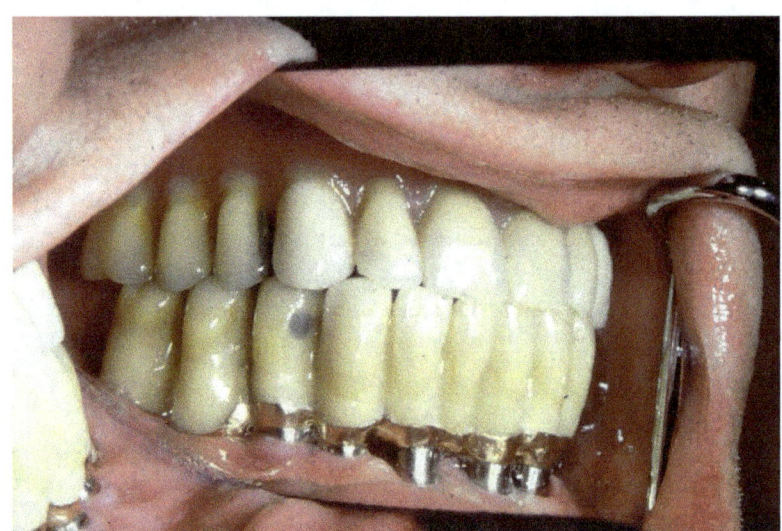

*Afbeelding 3.6* Cervicale ruimte tussen de implantaten bij een door implantaten gedragen brugconstructie waardoor lucht en speeksel kan ontsnappen.

### 3.6.3 AANTAL IMPLANTATEN

Het benodigde aantal implantaten is onder meer afhankelijk van het beschikbare botvolume, de beoogde lengte van de tandboog, de aanwezigheid en de positie van antagonistische implantaten of natuurlijke gebitselementen en parafuncties. Deze factoren zijn ook bepalend voor de lengte en de diameter van de te kiezen implantaten. Louter op basis van empirie zijn globale vuistregels te geven. Voor een overkappingsprothese in een edentate onderkaak geldt in het algemeen dat twee implantaten voldoende zijn als de hoofdklacht onvoldoende stabiliteit en retentie van de aanwezige conventionele onderprothese is. Als de patiënt ook klaagt over pijn die het gevolg is van belasting van de slijmvliezen door de gebitsprothese moeten meer implantaten, bijvoorbeeld drie of vier, worden geplaatst. Het kan dan zelfs geïndiceerd zijn een uitneembare prothetische constructie te vervaardigen die geen contact maakt met de slijmvliezen, maar die volledig door de implantaten wordt gedragen. In dat geval zijn vier tot zes implantaten nodig.
Voor een overkappingsprothese in een edentate bovenkaak zijn mi-

nimaal zes implantaten nodig. Alleen in uitzonderingssituaties kan men met minder toe.

Met betrekking tot vaste prothetische constructies gelden voor het aantal benodigde pijlers ongeveer dezelfde vuistregels als bij bruggen op natuurlijke gebitselementen. Dat wil zeggen dat het botcontact van het aantal te plaatsen implantaten moet worden afgewogen tegen het potentieel maximale botcontact van alle bij de brug betrokken gebitselementen, inclusief de te vervangen gebitselementen. Andere bepalende factoren dan de grootte van het te overspannen gebied zijn de positie van de brug in de tandboog, de antagonistische kaak, de occlusie, de articulatie, parafuncties en de spieractiviteit.

### 3.6.4 POSITIE IMPLANTATEN

De ideale buccolinguale en buccopalatinale positie van implantaten voor uitneembare prothetische constructies is het midden van de processus alveolaris. Belangrijk is dat de implantaten en de daarop te bevestigen mesostructuur volledig binnen de contouren van de te vervaardigen prothetische constructie kunnen vallen en dat er dan nog voldoende ruimte overblijft om de prothese-elementen op te stellen. Dit is de reden dat er in de bovenkaak als regel geen implantaten in het bovenfront worden geplaatst. Dit geeft een te grote beperking voor het opstellen van de voor de esthetiek zo belangrijke prothese-elementen in het front. Een uitzondering hierop bestaat bij een zodanig volumeverlies van het kaakbot in het front, dat er wel ruimte is voor implantaten en een prothetische constructie én ook nog juist voldoende botvolume om de implantaten verantwoord te plaatsen.

Bij vaste prothetische constructies is het belangrijk dat de implantaten zo goed mogelijk gespreid worden geplaatst en dat de eindpijlers zo ver naar distaal worden aangebracht dat een voldoende lange tandboog kan worden bewerkstelligd.

### 3.6.5 EENFASE- OF TWEEFASENSYSTEEM

Implanteren kan door middel van een eenfase- en een tweefasensysteem (paragraaf 2.2.) (afbeelding 3.7). Het tweefasensysteem is erg gangbaar. Doordat de implantaten na het plaatsen geheel met slijmvlies worden bedekt, heeft men tijdens de implantatie tevens de mogelijkheid om aanvullende botcorrecties uit te voeren. Voordeel is dat in de periode van osseo-integratie de bestaande gebitsprothese na een kleine aanpassing gewoon kan worden gedragen. Nadeel is dat een tweede, zij het kleine chirurgische behandeling nodig is om de implantaten vrij te leggen en implantaatopbouwen te plaatsen (paragraaf 2.2). Tijdens deze behandeling is het tevens mogelijk de conditie van het slijmvlies rond de implantaten chirurgisch te verbeteren.

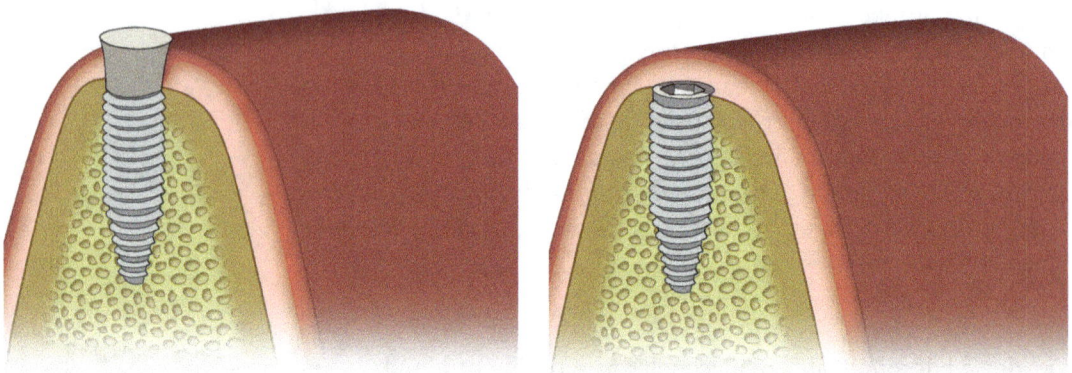

**Afbeelding 3.7** *Schematische weergave van een eenfase- en een tweefasensysteem.*

### 3.6.6 BELASTING IMPLANTATEN

De gunstigste wijze van belasten van de implantaten is in axiale richting. Dit impliceert dat de implantaten loodrecht op het vlak van occlusie worden geplaatst en dat ook de mesostructuur en de prothetische constructie deze wijze van belasten mogelijk moeten maken. Bij vaste prothetische constructies is dit een vanzelfsprekend gegeven dat meestal zonder veel moeite uitvoerbaar is. Er zijn vier soorten vaste, starre en volledig door de implantaten gedragen vaste prothetische constructies:
– kroon;
– korte brug, meestal in de zijdelingse delen;
– volledige brug in de onderkaak;
– volledige brug in de bovenkaak.

Bij de grote uitneembare prothetische constructies is de belasting gecompliceerder. Naar de methode van belasten kan onderscheid worden gemaakt in twee typen:
– gedragen door implantaten en bot;
– voornamelijk implantaatgedragen.

*Gedragen door implantaten en bot*
Een door implantaten en bot gedragen overkappingsprothese wordt het meest toegepast, vooral in de onderkaak. Kenmerkend voor deze prothetische constructie is dat een belangrijk deel van de belas-

tingskrachten wordt gedragen door het met slijmvlies bedekte kaakbot. De implantaten moeten zo in het gebied tussen de beide foramina mentales zijn geplaatst dat de daarop vervaardigde mesostructuur ruime bewegingsvrijheid biedt aan de overkappingsprothese. Hierdoor ontstaat een gelijkmatige belasting van het bot in de zijdelingse delen. Een indicatie voor deze relatief eenvoudige prothetische constructie is aanwezig als een bestaande conventionele onderprothese te weinig stabiliteit en/of retentie heeft.

In de bovenkaak is een door implantaten en bot gedragen prothetische constructie zelden geïndiceerd. Deze kan eigenlijk alleen worden toegepast bij een nauwelijks door volumeverlies van kaakbot aangetaste processus alveolaris en een gezond slijmvlies. Mooi toepassingsvoorbeeld is een patiënt met een versterkte kokhalsreflex bij wie een palatumbedekking ongewenst is. Zonder palatumbedekking kan een gebitsprothese wel voldoende stabiliteit hebben, maar een acceptabele retentie is niet of nauwelijks mogelijk. De implantaten dienen in deze situatie louter als verankering voor een retentiemechanisme.

### Voornamelijk implantaatgedragen

Het concept van een voornamelijk implantaatgedragen overkappingsprothese berust op verankering van de gebitsprothese op een mesostructuur op drie of meer implantaten die niet op een rechte lijn, maar in een (tand)boogvorm zijn geplaatst.

In de onderkaak wordt deze prothetische constructie vooral toegepast als er naast problemen met de stabiliteit en/of retentie van de gebitsprothese ook pijnklachten zijn, bijvoorbeeld ten gevolge van druk op het slijmvlies of op de zenuwen (paragraaf 3.4 en 3.6.3). Door de beperkte bewegingsvrijheid van de gebitsprothese op de mesostructuur is het geen volledig starre prothetische constructie. Bij distale belasting van de gebitsprothese vindt enige caudale kanteling plaats, waardoor het kaakbot enigermate wordt belast. Ten opzichte van een door implantaten en bot gedragen overkappingsprothese is de botbelasting echter veel minder.

In de bovenkaak kan dit concept alleen worden toegepast bij een relatief gunstige botconditie met meerdere implantaten in de zijdelingse delen. Vanwege de meestal matige botstructuur is een mesostructuur vereist die de implantaten zo star mogelijk met elkaar verbindt.

### 3.6.7 IMPLANTAATOPBOUWEN

Een implantaatopbouw zorgt voor de verbinding tussen een in het bot geplaatst implantaat en de boven het slijmvlies te vervaardigen mesostructuur (afbeelding 3.8). Algemene eisen zijn dat een implantaatopbouw voldoende stevig is, perfect op het implantaat past en te bevestigen is en onder invloed van belastingskrachten niet loskomt of breekt. Bij een mesostructuur voor een overkappingsprothese in de vorm van drukknoppen of magneten (paragraaf 3.6.8) is het wenselijk dat de implantaatopbouw een rotatieweerstand heeft ten opzichte van het implantaat. Zonder een rotatieweerstand is het loskomen van de implantaatopbouw een steeds terugkerend probleem. Voor onderling door middel van een mesostructuur verbonden implantaten in de vorm van een staaf-hulsconstructie (paragraaf 3.6.8) is een rotatieweerstand niet noodzakelijk.

Anders dan bij vaste prothetische constructies worden bij een overkappingsprothese geen esthetische eisen aan de implantaatopbouwen gesteld omdat ze toch niet zichtbaar zijn. Implantaatopbouwen zijn veelal verkrijgbaar in verschillende hoogten en worden zo gekozen dat ze ongeveer 1 mm boven het slijmvlies uitsteken.

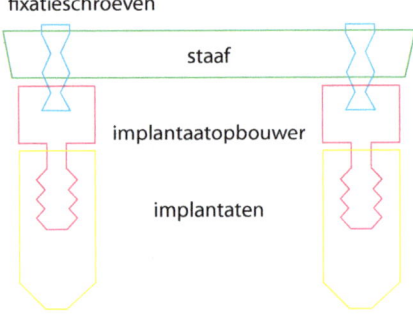

**Afbeelding 3.8** Schematische weergave van een constructie met twee implantaten, de implantaatopbouwen en een staafdeel van een mesostructuur.
Geel: implantaten.
Rood: implantaatopbouwen.
Groen: staaf.
Blauw: fixatieschroeven.

### 3.6.8 MESOSTRUCTUUR

De beschikbare mesostructuren voor een volledige overkappingsprothese op implantaten zijn staaf-hulsconstructie, drukknoppen en magneten (afbeelding 3.9). De onderlinge verschillen in mogelijke bijtkracht en activiteit van de kauwspieren zijn te verwaarlozen. De objectieve kauwprestaties, in casu het verkleinen van het voedsel, zijn met een staaf-hulsconstructie en met drukknoppen beter dan met magneten. Patiënten die in het kader van een onderzoek de drie verschillende soorten mesostructuur hadden uitgeprobeerd, toonden zich in algemene zin meer tevreden met een staaf-hulsconstructie en drukknoppen dan met magneten.

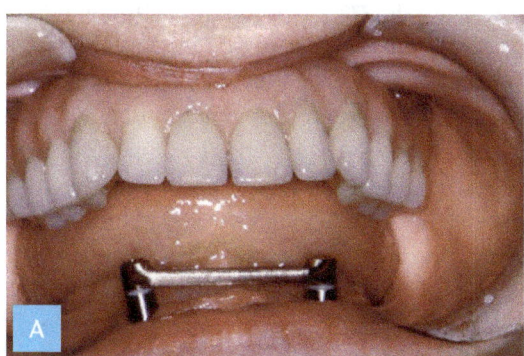
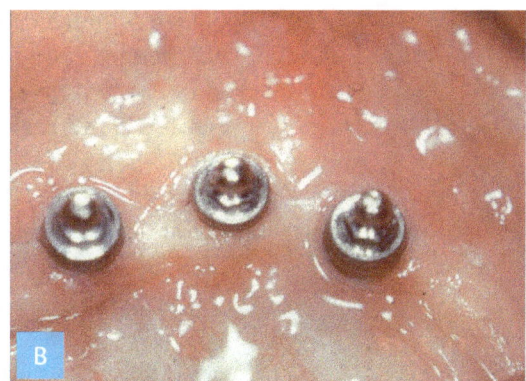
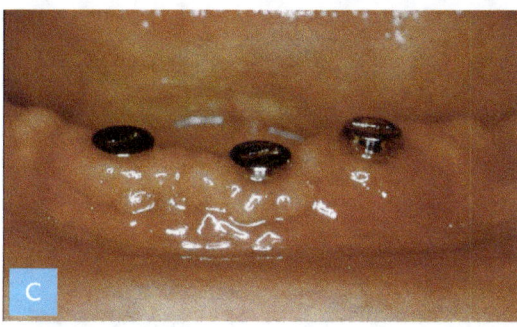

**Afbeelding 3.9** Mesostructuren voor een overkappingsprothese: staaf-hulsconstructie (a), drukknoppen (b) en magneten (c).

### 3.6.9 COMBINATIE MET NATUURLIJKE GEBITSELEMENTEN

Implantaten via een brugconstructie verbinden met natuurlijke gebitselementen is onder voorwaarden goed mogelijk, ondanks de evidente verschillen in mobiliteit (afbeelding 3.10). Een natuurlijk gebitselement is beweeglijk door het parodontale ligament, maar een implantaat heeft geen parodontaal ligament en is star, onbeweeglijk in het kaakbot verankerd. Primaire voorwaarde is dat de natuurlijke gebitselementen parodontaal gezond zijn. Door het verschil in beweeglijkheid van de pijlers van de brug moet de brug bij voorkeur niet definitief worden gecementeerd. Dit kan alleen door een slot met fixatieschroef toe te passen dat zo stevig is dat het natuurlijke gebitselement niet kan migreren of uitgroeien. Meestal maakt dit slot de prothetische constructie erg massief en kostbaar. Een andere oplossing is de brug toch definitief te cementeren. Als in deze starre verbinding de opvang van krachten voornamelijk geschiedt door de natuurlijke pijler, staat het implantaat doorlopend bloot aan indrukkende en uittrekkende krachten. Te verwachten valt dat het implantaat dan zijn starre verbinding met het kaakbot verliest en als het ware uit het omgevende kaakbot wordt losgewrikt.

Bij een prominente opvang van de krachten door het implantaat is het evengoed voorstelbaar dat het natuurlijke gebitselement stevig in het bot wordt gedrukt en dat het parodontale ligament daardoor zijn functie verliest. Het natuurlijke gebitselement zou dan zelfs ankylotisch kunnen worden. Of deze theorieën juist zijn, moet nog worden bewezen. De ervaring leert wel dat bij een absoluut gezond parodontium van het natuurlijke gebitselement een starre brugverbinding met een implantaat weinig risico's oplevert. Vanwege het gebrek aan bewijs en voldoende ervaring dient bij een keuzemogelijkheid de voorkeur toch nog steeds uit te gaan naar een brug op ofwel alleen natuurlijke pijlers, ofwel alleen implantaten.

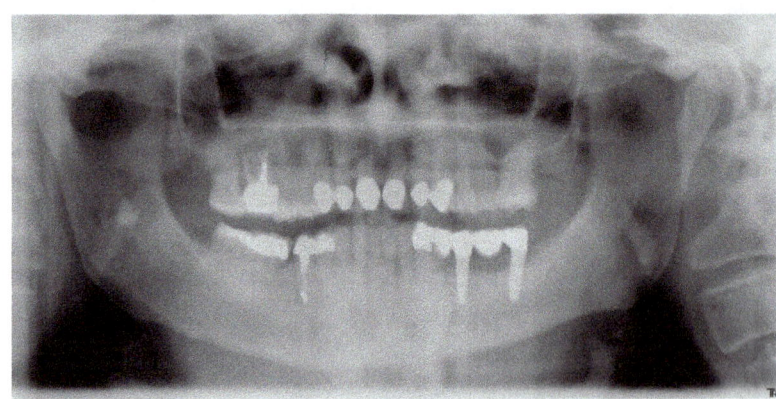

*Afbeelding* 3.10 OPT met implantaten op de posities 3.7 en 3.5 en het natuurlijke gebitselement 3.3 als pijlers voor een brug.

## Literatuur

Baat C de, Phoa K.H. Bruggen op natuurlijke gebitselementen en implantaten. Een literatuurbespreking. In: Baat C de, Aps JKM, Brands WG, Carels CEL, Jacobs R, Koole R, et al. (red.). Het tandheelkundig jaar 2005. Houten: Bohn Stafleu van Loghum, 2005.

Boerrigter EM. Implant-retained mandibular overdentures: clinical and psychosocial aspects. Groningen: Rijksuniversiteit Groningen, 1995. Academisch proefschrift.

Cune MS. Overkappingsprotheses op implantaten. Een landelijke evaluatie-studie naar de toepassing van tandheelkundige implantaten in combinatie met een overkappingsprothese. Utrecht: Rijksuniversiteit Utrecht, 1993. Academisch proefschrift.

Fontijn-Tekamp FA. Masticatory function: Loss of teeth, (over)dentures, and impact of implant-treatment. Nijmegen: Katholieke Universiteit Nijmegen, 2000. Academisch proefschrift.

Geertman ME. Implant-retained mandibular overdentures: clinical evaluation, satisfaction and mastication. Nijmegen: Katholieke Universiteit Nijmegen, 1995. Academisch proefschrift.

Kampen FMC van. Implant-supported overdentures. A clinical and functional comparison of magnet, bar-clip and ball-socket retained mandibular overdentures. Utrecht: Universiteit Utrecht, 2006. Academisch proefschrift.

Kwakman JM. The compromised mandible, implant-related aspects. Nijmegen: Katholieke Universiteit Nijmegen, 1997. Academisch proefschrift.

Wismeijer D. The Breda implant overdenture study. An evaluation of clinical and radiological conditions, satisfaction and cost effectiveness in patients treated with mandibular overdentures on ITI-implants. Amsterdam: Vrije Universiteit, 1996. Academisch proefschrift.

# Pre-implantaire chirurgie 4

## 4.1 Inleiding

Een van de belangrijkste gevolgen van het ontbreken van gebitselementen is volumeverlies van de processus alveolaris en uiteindelijk van het basale kaakbot (paragraaf 1.1). Het botverlies en de daaraan gerelateerde veranderingen in de fysionomie van het gelaat zijn uitvoerig in de literatuur beschreven. Botverlies treedt zowel op in verticale als in horizontale richting en is in de bovenkaak gericht naar palatinaal en in de onderkaak naar linguaal. Vooral als het botverlies sterk is voortgeschreden, kan het moeilijk zijn om een goed functionerende gebitsprothese te vervaardigen. Vaak is bij edentate patiënten het te geringe prothesedragende oppervlak hiervan de oorzaak.

De pre-implantaire chirurgie heeft tot doel het creëren van een kwantitatief en kwalitatief voldoende basis voor het plaatsen van implantaten voor een goed functionerende en esthetisch fraaie prothetische constructie. Vooral als het te reconstrueren kaakgebied al lang tandeloos is en veel kaakbot verloren is gegaan, is het resterende botvolume vaak ontoereikend voor het betrouwbaar plaatsen van implantaten op de gewenste posities. In de bovenkaak vormt ook de luchthoudendheid van de sinus maxillaris en in de onderkaak de positie van de canalis mandibularis vaak een probleem (paragraaf 3.5). Vaak is in tandeloze gebieden van de zijdelingse delen het bot niet hoog en/of breed genoeg om implantaten betrouwbaar te plaatsen (paragraaf 3.4 en 3.6.1). Pre-implantaire chirurgie kan dan meestal uitkomst bieden. In dit hoofdstuk worden de verschillende behandelingen voor botvermeerdering beschreven. Achtereenvolgens komen aan de orde: de verbreding van een scherpe en smalle processus alveolaris, het splijten van de processus alveolaris, de botopbouw in de bovenkaak, de geleide botregeneratie, de sinusbodemverhoging, de Le Fort-I-osteotomie met interpositie van bot, de botopbouw in de onderkaak en de distractieosteogenese.

## 4.2 Verbreding van een scherpe en smalle processus alveolaris

Bij een scherpe en smalle processus alveolaris kan bij een edentate patiënt, mits de bothoogte het toelaat, de breedte worden vergroot door de smalle top te verlagen. Een botbreedte van circa 5 mm is voldoende om een implantaat te plaatsen. Belangrijk nadeel van deze behandeling is het verlies aan verticale bothoogte. Hierdoor moeten kortere implantaten worden geplaatst dan men eigenlijk zou wensen. Omdat bij het verlagen van de smalle top bovendien kwalitatief sterk corticaal bot verloren gaat, neemt de kans op een goede stabiliteit van de implantaten direct na het plaatsen af (paragraaf 2.3). Tevens leidt verwijdering van corticaal bot vaak tot versneld volumeverlies van de resterende processus alveolaris. Indien in de onderkaak over een groot gebied een scherpe en smalle processus alveolaris aanwezig is, kan ook worden overwogen deze te verbreden door middel van een botopbouw. Dit bot kan worden verkregen door een gedeelte van de top van de processus alveolaris te verwijderen en dit botdeel te gebruiken voor het verbreden van de kaak. Ook kan een bottransplantaat elders uit het skelet, meestal uit de crista iliaca (bekkenkam), worden gebruikt. De implantaten kunnen drie maanden na het aanbrengen van het bottransplantaat worden geplaatst.

## 4.3 Splijten van de processus alveolaris

Het verbreden van de processus alveolaris door middel van verticale splijting en het vervolgens uit elkaar bewegen van de twee botdelen kan worden overwogen als de processus alveolaris ten minste 3 mm breed is. Verdere randvoorwaarden zijn voldoende bothoogte en voldoende basale botbreedte. Dergelijke condities worden vooral in de bovenkaak gevonden. De splijtingstechniek kan worden gecombineerd met het direct plaatsen van een implantaat. Er bestaat echter een relatief groot risico op het ontstaan van een fractuur van het buccale corticale bot en zodoende op onvoldoende stabiliteit van de gespleten delen. Dit geldt vooral als het om een groot deel van de processus alveolaris gaat. Een bijkomend voordeel van de splijtingstechniek is dat, naast het creëren van een breed implantaatbed, ook vaak een verbetering van de labiale contour van de processus alveolaris en de omgevende zachte weefsels wordt verkregen.

## 4.4 Botopbouw in de bovenkaak

Een botopbouw kan worden toegepast om de processus alveolaris in hoogte en breedte te reconstrueren. Indicaties voor het verhogen van de processus alveolaris zijn extreem botverlies en contourdefecten. Tevoren moet goed worden beoordeeld of er na een verhoging van de processus alveolaris nog voldoende ruimte tussen de boven- en de onderkaak overblijft voor de geplande prothetische constructie. Indien de breedte van de processus alveolaris over een groter deel kleiner is dan 3 mm, kan deze aan de buccale zijde worden opgebouwd. Een botopbouw kan worden uitgevoerd met een intraoraal gewonnen bottransplantaat uit de kin, de processus coronoideus mandibulae, de ramus mandibulae of het tuber maxillare. Als grotere hoeveelheden bot nodig zijn, wordt dit meestal uit de crista iliaca gewonnen. De vorm van het uit de crista iliaca te nemen bottransplantaat wordt bepaald aan de hand van de vorm van de bovenkaak.

De incisie in de regio van de op te bouwen processus alveolaris wordt op ruime afstand van het te plaatsen bottransplantaat gemaakt. Dat maakt na het aanbrengen van het transplantaat een goede bedekking met slijmvlies mogelijk. Voordat het bottransplantaat met behulp van schroeven of zonodig met een vastgeschroefde plaat op de processus alveolaris wordt bevestigd, worden met een kleine ronde boor perforaties in het buccale corticale botdeel van de processus alveolaris aangebracht. Dit wordt gedaan om de bloedtoevoer naar het aan te brengen bottransplantaat te bevorderen. De implantaten kunnen drie tot zes maanden later worden geplaatst.

## 4.5 Geleide botregeneratie

In plaats van of in combinatie met het aanbrengen van een bottransplantaat kan men ook kiezen voor een behandeling waarbij nieuw bot wordt gevormd, de zogenoemde geleide botregeneratie (Engels: 'guided tissue regeneration'). Het basisprincipe van deze behandeling is het met behulp van een membraan creëren van ruimte tussen het resterende bot van de processus alveolaris en het bedekkende botvlies (periost). In deze ruimte kan botgroei plaatsvinden. Lokale botdefecten en plaatsen met veel botverlies kunnen op deze manier worden behandeld. Defecten die aan vier van de vijf zijden door bot worden omgeven, zijn aldus vrij gemakkelijk te reconstrueren. Een volledige opbouw van een botwand is echter uitermate lastig uitvoerbaar. Vaak worden botpartikels of botvervangende materialen gebruikt om de ruimte onder een membraan open te houden tot de botingroei heeft plaatsgevonden. De membraan kan zo nodig worden gefixeerd met kleine schroeven van titanium of met resorbeerbare schroeven. Voor het verkrijgen van een goede bloedtoevoer naar de gecreëerde ruimte wordt ook bij deze behandeling het corticale botdeel met een kleine boor geperforeerd. Essentieel bij deze behandeling is dat het slijmvlies spanningsvrij over de aangebrachte membraan wordt gesloten. Na zes maanden kan in het nieuw gevormde bot worden geïmplanteerd. Een zorgvuldige controle gedurende deze periode is noodzakelijk omdat bij verstoring van de wondgenezing ontstekingen rondom de membraan kunnen ontstaan.

## 4.6 Sinusbodemverhoging

De belangrijkste oorzaak van een te geringe hoogte van de processus alveolaris in de zijdelingse delen van de edentate bovenkaak voor het aanbrengen van implantaten vormt de toegenomen pneumatisatie (luchthoudendheid) van de sinus maxillaris na het verlies van de gebitselementen. In mindere mate wordt de geringe hoogte van de processus alveolaris in de bovenkaak veroorzaakt door botverlies.

Het probleem van het te geringe botvolume van de zijdelingse delen in de bovenkaak kan worden ondervangen door de bodem van de sinus maxillaris te verhogen met een bottransplantaat. Hierbij wordt dus de processus alveolaris niet hoger, maar wordt het extra bot juist aangebracht aan de andere, namelijk de sinuszijde. Beiderzijds wordt in de laterale wand van de sinus, aan de buccale zijde van de processus alveolaris in de zijdelingse delen, juist tot op het slijmvlies van de sinus, een luikje in het bot geprepareerd. Het streven is om het slijmvlies van de sinus niet te perforeren (afbeelding 4.1). Daarna wordt het slijmvlies voorzichtig losgeprepareerd van de sinusbodem en de sinuswand en kan het botluik naar binnen worden geroteerd. Het botluikje vormt de bovenste begrenzing van de ontstane ruimte. Deze ruimte wordt opgevuld met een bottransplantaat, bijvoorbeeld uit de kin of de crista iliaca, en/of met een botvervangend materiaal.

Indien de processus alveolaris te smal is, wordt, behalve een sinusbodemverhoging, ook aan de buccale zijde een botopbouw uitgevoerd ter verbreding van de kaak (paragraaf 4.2). Het bottransplantaat wordt met schroeven tegen de buccale wand van de processus alveolaris gefixeerd, waarna de resterende ruimten worden opgevuld met de resterende stukjes van het bottransplantaat. Een minimale

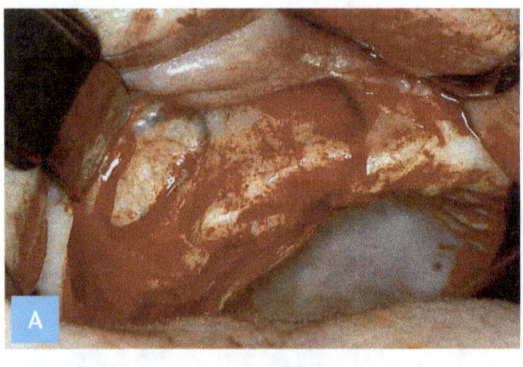
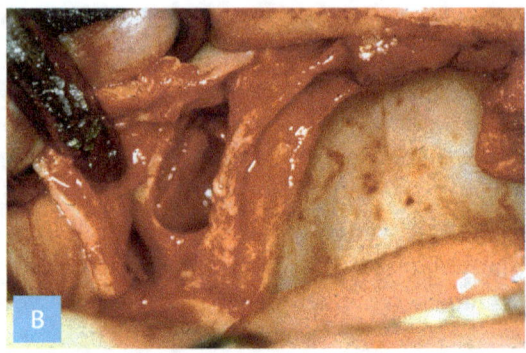
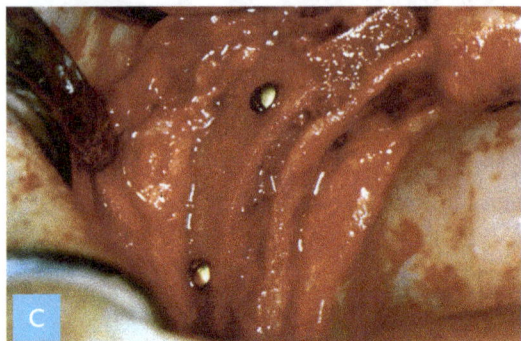
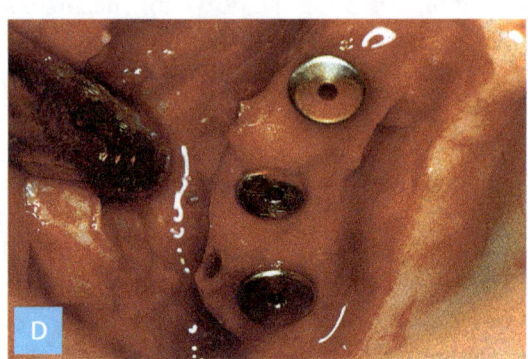
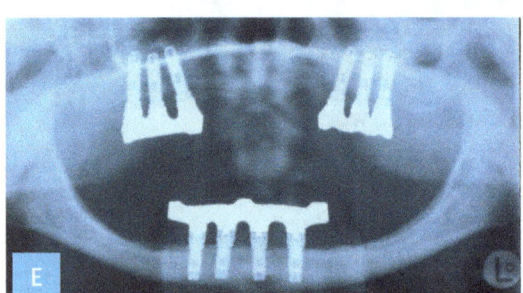

*Afbeelding 4.1* Sinusbodemverhoging. In de laterale sinuswand is een botluikje gemaakt (a). Het sinusslijmvlies is intact gebleven. De breedte van de top van de processus alveolaris is circa 1 mm (b). Het bottransplantaat uit de crista iliaca is aangebracht in de gecreëerde ruimte en met schroeven vastgezet aan de processus alveolaris (c). Na drie maanden zijn de schroeven verwijderd en de implantaten geplaatst (d). Orthopantomogram zes jaar na de behandeling (e).

breedte van 7 mm wordt nagestreefd. Het slijmvlies wordt daarna zorgvuldig gesloten.

Indien de hoogte en de breedte van de processus alveolaris in de bovenkaak vooraf ten minste 5 mm bedragen, kunnen de implantaten direct na de sinusbodemverhoging worden aangebracht. Er is dan namelijk voldoende botvolume om de implantaten direct voldoende stabiliteit te geven. Als de hoogte en/of de breedte van de processus alveolaris minder dan 5 mm bedraagt/bedragen, worden de implantaten ongeveer drie maanden na de sinusbodemverhoging geplaatst.

Door onderzoek is aangetoond dat in geval van een gezonde sinus maxillaris ook op langere termijn geen nadelige effecten van de sinusbodemverhoging zijn te verwachten. Dit geldt ook als bij de aanwezigheid van een eventuele afwijking in de sinus maxillaris een voorbehandeling van de afwijking wordt uitgevoerd.

## 4.7 Le Fort-1-osteotomie met interpositie van bot

Bij een sterk volumeverlies van de processus alveolaris van de bovenkaak is er vaak niet alleen maar verlies van alveolair en basaal bot. Doordat het proces van botverlies verloopt in palatinale richting wordt ook de totale bovenkaak smaller en korter in voorachterwaartse richting (paragraaf 1.1). In de onderkaak verloopt het proces van botverlies juist in buccale richting, waardoor de onderkaak breder en langer wordt. Deze als het ware tegengestelde processen veroorzaken een karakteristieke vorm van mandibulaire prognathie en maxillaire retrognathie. Bijbehorende verschijnselen zijn een omgekeerde frontrelatie en een vergrote verticale afstand tussen de boven- en de onderkaak. Prothetisch en esthetisch gezien is dit een zeer ongunstige situatie. Het gaat gepaard met een vergroting van de hoek tussen de neus en de bovenlip en een verkorting van de onderste gezichtshelft. Dit alles kan worden verbeterd met een tamelijk ingrijpende chirurgische correctie, een Le Fort-1-osteotomie met tussenplaatsing van een bottransplantaat. Deze osteotomie wordt intraoraal uitgevoerd. De bovenkaak wordt losgemaakt van de rest van de schedel en naar ventraal en caudaal verplaatst. Tussen deze botdelen wordt op de plaatsen waar de implantaten zullen worden geplaatst een bottransplantaat uit de crista iliaca aangebracht. De losse botdelen worden weer aan de rest van de schedel gefixeerd met metalen platen en schroeven. De implantaten kunnen direct of in een latere fase worden geplaatst.

## 4.8 Botopbouw in de onderkaak

Bij een zeer sterk volumeverlies van de processus alveolaris van de onderkaak kan een botopbouw nodig zijn om betrouwbaar implantaten te kunnen plaatsen. Hiervoor zijn twee behandelingen beschikbaar, namelijk de sandwichosteotomie en de directe botopbouw.
Bij een sandwichosteotomie wordt het deel van de onderkaak tussen de beide foramina mentales horizontaal doorgezaagd. Het losgezaagde craniale botdeel wordt omhoog gebracht en de ruimte tussen de botdelen wordt opgevuld met een bottransplantaat uit de crista iliaca. De implantaten kunnen tijdens dezelfde behandeling

worden geplaatst, maar vaak wordt ervoor gekozen om dat pas na drie maanden te doen.

Bij de directe botopbouw wordt op de top van de processus alveolaris een transplantaat uit de crista iliaca aangebracht, bestaande uit corticaal en trabeculair bot (afbeelding 4.2). Dit bottransplantaat is zodanig vormgegeven dat het goed aanligt tegen de vaak bolvormige contour van het voorste centrale deel van de onderkaak. Het transplantaat wordt met schroeven en platen of met draden om de onderkaak gefixeerd. Na ongeveer drie maanden wordt het fixatiemateriaal verwijderd, waarna de implantaten kunnen worden geplaatst. Het is ook mogelijk om direct bij de eerste behandeling de implantaten aan te brengen. In dat geval kunnen de implantaten tevens worden gebruikt voor de fixatie van het bottransplantaat. Een

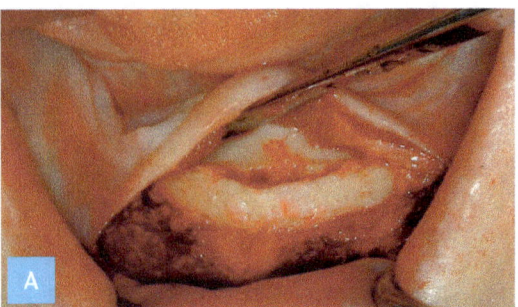
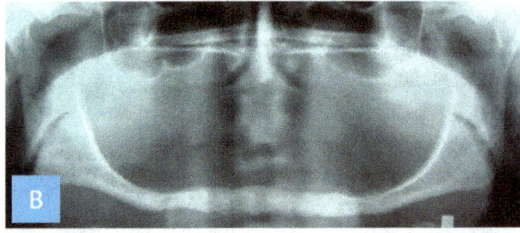
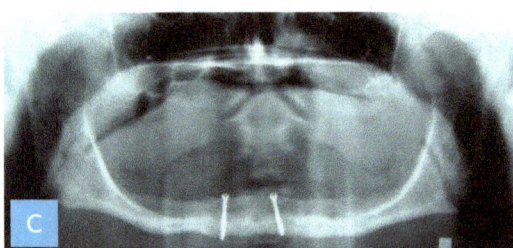
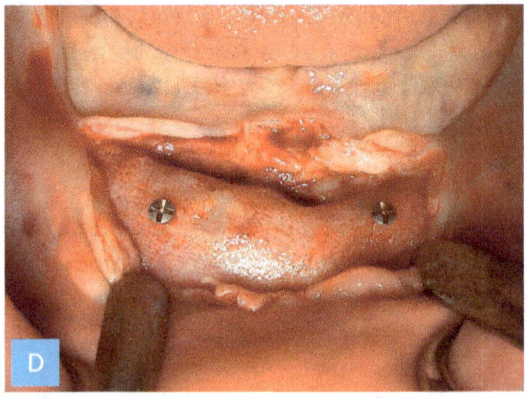
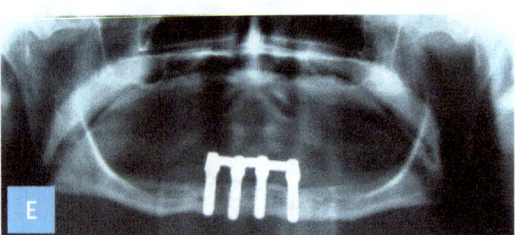

**Afbeelding 4.2** Botopbouw in de onderkaak. Een extreem gereduceerde processus alveolaris mandibulae met een bothoogte van 6 mm (a).
Orthopantomogram vóór de behandeling (b).
Orthopantomogram van het met schroeven op de processus alveolaris gefixeerde bottransplantaat (c).
Het klinische beeld na drie maanden. De schroeven kunnen worden verwijderd en de implantaten kunnen worden geplaatst (d). Orthopantomogram één jaar na de totale behandeling (e).

stapsgewijze benadering verdient echter in de meeste gevallen de voorkeur.

## 4.9 Distractieosteogenese

Distractieosteogenese, ook vaak botdistractie of callusdistractie genoemd, is een behandeling waarbij een bot wordt gebroken, waarna tussen de twee genezende botdelen extra bot wordt gevormd door uitoefening van trekkrachten. In de orthopedie wordt deze methode al tientallen jaren toegepast om armen en benen te verlengen.
In een edentate onderkaak met extreem volumeverlies van de processus alveolaris kan distractieosteogenese worden toegepast om in het voorste deel het botvolume te vergroten. Tussen de foramina mentales wordt een botdeel losgezaagd (afbeelding 4.3). Daarna wordt het distractieapparaat aangebracht in het basale botdeel en in het losse botdeel. Het slijmvlies wordt vervolgens gehecht, waarbij de uitstekende delen van het distractieapparaat door het slijmvlies perforeren. Vijf dagen later kan de actieve distractie worden gestart. Per dag wordt de schroef van het distractieapparaat zodanig uitgedraaid dat onder invloed van de trekkracht 0,5 tot 1 mm nieuw bot wordt gevormd. Deze dagelijkse aanpassing moet doorgaan tot de kaak een voldoende hoogte heeft bereikt om verantwoord implantaten te kunnen plaatsen. Twee tot drie maanden later kan het distractieapparaat worden verwijderd en kunnen de implantaten worden geplaatst. De voordelen van deze behandeling zijn dat geen donorbot nodig is en dat niet alleen nieuw bot wordt gevormd, maar dat tegelijkertijd een toename van de zachte weefsels optreedt.

## 4.10 Slotbeschouwing

De pre-implantaire chirurgie heeft de afgelopen jaren een belangrijke verandering ondergaan. De verschillende behandelingen voor botvermeerdering vereisen grote creatieve en improviserende kwaliteiten. Zorgvuldig overleg tussen tandarts-protheticus, tandarts-implantoloog en kaakchirurg is gewenst om tot een verantwoord behandelplan te komen en een keuze te maken uit de verschillende chirurgische behandelingen. Uitgangspunt is een optimale plaatsing van de implantaten met een op lange termijn te waarborgen functioneel goed en esthetisch fraai resultaat. Een complete behandeling neemt al snel een jaar in beslag. Vooral bij uitgebreide behandelingen bestaat grote kans op complicaties en teleurstellende resultaten. In de toekomst zal op basis van onderzoek en ervaring steeds meer duidelijk worden welke behandeling in welke situatie

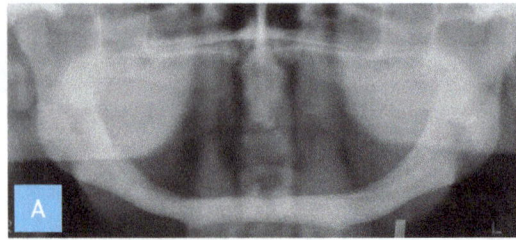
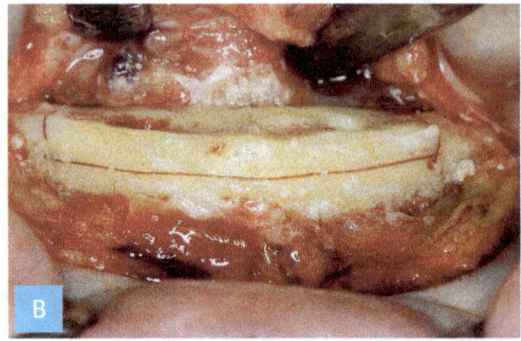
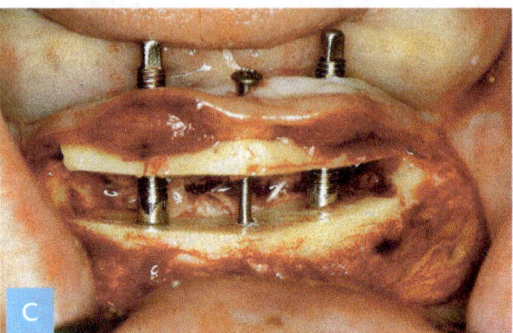
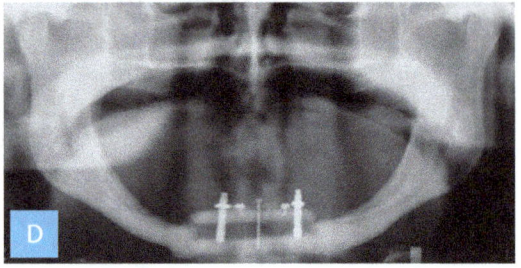
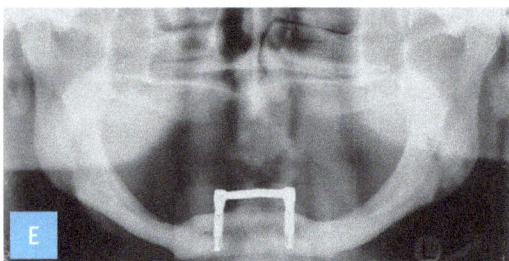

**Afbeelding 4.3** Distractieosteogenese. Orthopantomogram van een extreem gereduceerde processus alveolaris in de boven- en de onderkaak. De hoogte van de processus alveolaris mandibulae is 6 mm en onvoldoende voor het betrouwbaar plaatsen van implantaten (A). De gaten voor de schroeven van het distractieapparaat zijn geprepareerd en de osteotomie van het voorste deel van de onderkaak wordt uitgevoerd (B). Het distractieapparaat is geplaatst en kan worden uitgedraaid (C). Orthopantomogram vier weken na de distractieperiode. De winst in bothoogte is 7 mm (D). Orthopantomogram twee jaar na de totale behandeling (E).

het beste resultaat geeft. Daarnaast zijn er op dit moment nieuwe mogelijkheden van botvermeerdering in ontwikkeling die de huidige behandelingen zullen gaan aanvullen of vervangen.

## Literatuur

Bergh JPA van den, Bruggenkate CM ten, Tuinzing DB. Preimplant surgery of the bony tissues. J Prosthet Dent 1998;80:175-83.

Meijer GJ. Botvolume vermeerderen vóór implanteren. In: Cune MS, Meijer GJ (red.). Implantologie in partieel dentate situaties. Houten: Bohn Stafleu van Loghum, 2003.

Raghoebar GM, Batenburg RHK, Vissink A. Technieken voor het vermeerderen van het botvolume ten behoeve van het plaatsen van implantaten. In: Steenberghe D van, Naert IE, Raghoebar GM, Slagter AP (red.). Handboek orale implantaten. Houten: Bohn Stafleu van Loghum 1999.

Raghoebar GM, Batenburg RHK, Meijer HJA, Vissink A. Horizontal osteotomy for reconstruction of the narrow edentulous mandible. Clin Oral Implants Res 2000;11:76-82.

Raghoebar GM, Timmenga NM, Reintsema H, Stegenga B, Vissink A. Maxillary bone grafting for insertion of endosseous implants: results after 12-24 months. Clin Oral Implants Res 2001;12:279-86.

Raghoebar GM, Schoen PJ, Vissink A. Reconstructieve preprothetische chirurgie 1. Correctie van weke delen en bot. Ned Tijdschr Tandheelkd 2004;11:179-84.

Raghoebar GM, Schoen PJ, Vissink A. Reconstructieve preprothetische chirurgie 2. Preïmplantaire chirurgie. Ned Tijdschr Tandheelkd 2004;111:185-9.

Slagter AP, Stoelinga PJW, Hoppenreijs ThJM. Chirurgische correctie van de kaakrelatie voor de toepassing van implantaten. Ned Tijdschr Tandheelkd 1997; 104:264-6.

Timmenga NM. Maxillary sinus floor elevation surgery. Effects on maxillary sinus performance. Groningen: Rijksuniversiteit Groningen, 2003. Academisch proefschrift.

Verhoeven JW, Cune MS, Terlou M, Zoon MA, Putter C de. The combined use of endosteal implants and iliac crest onlay grafts in the severely atrophic mandible: a longitudinal study. Int J Oral Maxillofac Surg 1997;26:351-7.

# Chirurgische procedure en tijdelijke prothetische constructies

## 5.1 Inleiding

Het plaatsen van implantaten in een edentate onder- en bovenkaak voor de verankering van een overkappingsprothese of een vaste prothetische constructie is een betrouwbare procedure. Uit onderzoek is onder meer gebleken dat een door implantaten ondersteunde overkappingsprothese een meer bevredigende oplossing biedt met betrekking tot de tevredenheid en het subjectieve kauwvermogen dan een conventionele gebitsprothese. In dit hoofdstuk wordt ingegaan op de chirurgische procedure voor het plaatsen van implantaten in de edentate onder- en bovenkaak en op de mogelijkheden en beperkingen van tijdelijke prothetische constructies. Het plaatsen van implantaten in een tandeloos deel van een grotendeels dentate kaak of ter vervanging van slechts één gebitselement wijkt niet principieel af van de procedure voor het plaatsen van implantaten in een edentate kaak. Vanwege het gebrek aan relevantie zal daarom een aparte bespreking van die chirurgische procedures in dit hoofdstuk achterwege blijven. Tijdelijke prothetische constructies kunnen wel per uitgevoerde implantaire behandeling verschillen en worden daarom wel afzonderlijk besproken.

## 5.2 Onderkaak

Ter vermijding van dubbelzijdige geleidingsanesthesie wordt lokale anesthesie meestal als infiltratieanesthesie toegediend om de in het operatiegebied verlopende eindvertakkingen van de zenuw(en) uit te schakelen. Bovendien zorgt de in de injectievloeistof aanwezige adrenaline voor een verminderde doorbloeding van het geïnfiltreerde gebied waardoor het anestheticum langer werkzaam blijft en er minder bloedverlies optreedt. Het anestheticum wordt meestal in de weke delen vlak tegen het kaakbot gedeponeerd. Door middel van infiltratieanesthesie in de regio van de nervi mentales is een goede regionale anesthesie te verkrijgen. Oppervlakteanesthesie met lidocaïnespray op de insteekplaats kan bij patiënten met grote angst voor de injectieprik, vaak in combinatie met een geruststellend gesprek en/of sederen, behandeling onder lokale anesthesie mogelijk maken.

De chirurgische basisprincipes zijn voor bijna alle implantaatsystemen gelijk (zie kader). De vorm van de incisie is afhankelijk van het soort implantaat en de locatie. Een incisie kan bijvoorbeeld buccaal in de omslagplooi of op de top van de processus alveolaris worden gemaakt. Na de incisie worden het slijmvlies en het botvlies, gezamenlijk mucoperiost genoemd, afgeschoven. Scherpe botranden of scherpe botrichels op de top van de processus alveolaris worden verwijderd en de processus wordt afgevlakt tot een niveau met voldoende breedte voor het plaatsen van implantaten (afbeelding 5.1).

### Chirurgische procedure voor het aanbrengen van implantaten
In de onderkaak:
- anesthesie;
- incisie;
- afschuiven van het mucoperiost;
- zonodig lokaliseren van de bloedvat- en zenuwstreng (nervus mentalis);
- beoordelen van botvolume en ondersnijdingen;
- corrigeren kaaktop;
- bepalen van plaats en richting van het implantaat;
- prepareren van het implantaatbed;
- plaatsen van de implantaten en controleren van de stabiliteit;
- hechten van het slijmvlies en eventueel aanpassen van de bestaande gebitsprothese;
- uitleg over nazorg, pijnstilling en controles;
- na 7-10 dagen verwijderen hechtingen, wondcontrole en eventueel aanpassen van de gebitsprothese;
- regelmatige controle van de implantaten, het slijmvlies rondom de implantaten, de mondhygiëne en de belasting door de tijdelijke prothetische constructie;
- bij tweefasensysteem na zes weken tot drie maanden implantaten vrijleggen;
- bij tweefasensysteem plaatsen van implantaatopbouwen.

In de bovenkaak:
- anesthesie;

- bij eenfasesysteem kamincisie; bij tweefasensysteem palatumincisie;
- afschuiven van het mucoperiost;
- beoordelen botvolume en ondersnijdingen;
- corrigeren kaaktop;
- bepalen plaats en richting implantaten met behulp van boorsjabloon;
- prepareren implantaatgebied;
- plaatsen implantaten en controleren stabiliteit;
- hechten slijmvlies en eventueel aanpassen bestaande gebitsprothese;
- uitleg nazorg, pijnstilling en controles;
- na 7-10 dagen verwijderen hechtingen, wondcontrole en eventueel aanpassen van de gebitsprothese;
- regelmatige controle van de implantaten, het slijmvlies rondom de implantaten, de mondhygiëne en de belasting door de tijdelijke prothetische constructie;
- bij tweefasensysteem na drie tot zes maanden implantaten vrijleggen;
- bij tweefasensysteem plaatsen van implantaatopbouwen.

Implanteren is goed mogelijk als de breedte van de processus alveolaris gelijk is aan de diameter van het implantaat vermeerderd met 1,5-2 mm. Een anatomisch belangrijke structuur is de spina mentalis. Dit is de aanhechtingsplaats van de musculus geniohyoideus en de musculus genioglossus, die bewegingen van de tong mogelijk maken. Als de spina mentalis erg prominent aanwezig is, kan dit later lastig zijn bij de vervaardiging van een prothetische constructie. Daarom is het verstandig een prominente spina mentalis enigszins te reduceren. Dit dient weloverwogen, beperkt en voorzichtig te geschieden omdat bij een forse reductie een kans bestaat op aanhechtingsverlies van de spieren, waardoor de mobiliteit van de tong negatief wordt beïnvloed. Indien volgens het opgestelde behandelplan twee implantaten nodig zijn, worden deze ongeveer 1 cm links en rechts van de mediaanlijn geplaatst. Indien vier of meer implantaten nodig zijn, moet eerst de nervus mentalis zorgvuldig worden gelokaliseerd. De nervus behoeft echter niet te worden vrijgelegd; daarmee kan beschadiging van de nervus worden vermeden. De plaats waar beiderzijds het buitenste implantaat wordt geplaatst, dient minimaal 5 mm mesiaal van het foramen mentale te liggen (afbeelding 5.2). Als de implantaten een diameter

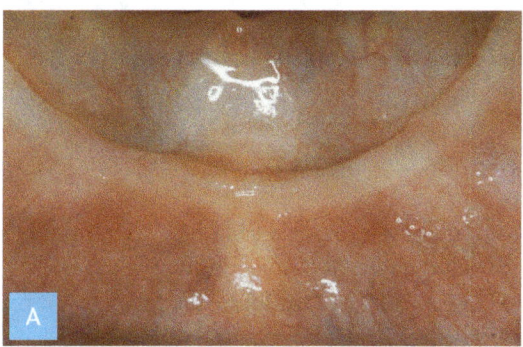
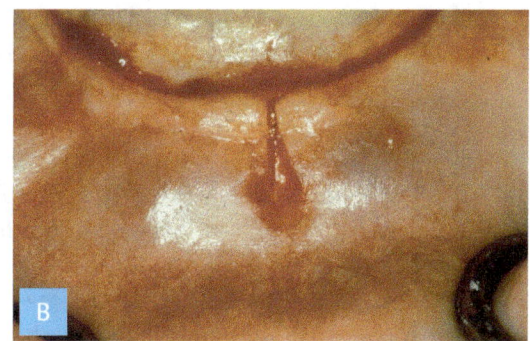
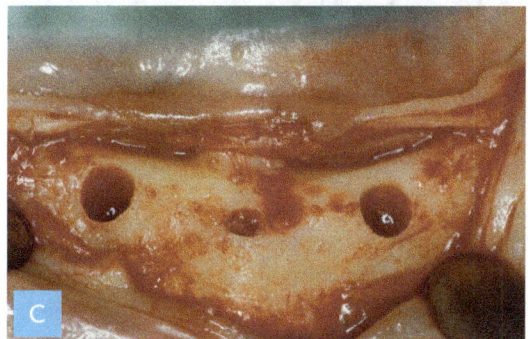
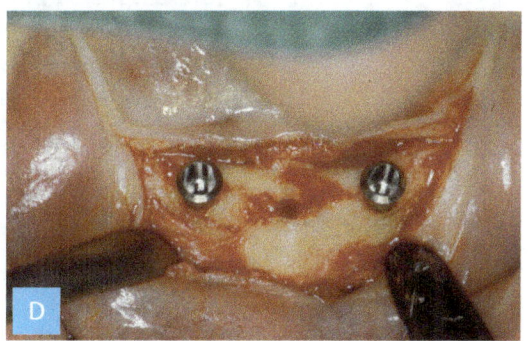
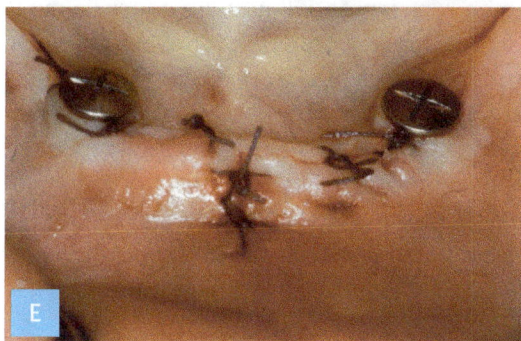

*Afbeelding* 5.1 Een edentate processus alveolaris in de onderkaak met matig volumeverlies van alveolair kaakbot. Klinisch beeld (A). Kamincisie met ontspanningsincisie in het midden (B). Twee implantaatschachten zijn geprepareerd (C). Twee implantaten van een eenfasesysteem zijn geplaatst (D) en de wond is gehecht (E).

van 3,75 mm hebben, moet de minimale afstand tussen het centrum van de implantaten 7 mm bedragen. Bij het plaatsen van vier of meer implantaten wordt zo veel mogelijk een horizontale boogvorm en verticale parallelliteit van de implantaten nagestreefd. Dit maakt het later mogelijk een prothetische constructie op de implantaten te vervaardigen die eenvoudig als een geheel kan worden aangebracht. Om de implantaten zo veel mogelijk parallel aan elkaar te plaatsen, wordt in de eerste geprepareerde implantaatschacht een goed in de schacht passend voorwerp geplaatst. Bij de preparatie van de volgende schachten moet de boor evenwijdig aan dit voorwerp worden gehouden. Met speciale boren van oplopende diameter wordt vervolgens de schacht breder gemaakt. Telkens is adequate koeling met een gekoelde fysiologisch zoutoplossing essentieel, omdat al bij het gedurende één minuut optreden van temperaturen boven 47 °C irreversibele beschadiging van botcellen optreedt. Men streeft er steeds naar een implantaat direct bij het plaatsen een goede stabiliteit te geven door het aan de boven- en onderzijde zo veel mogelijk in contact te brengen met corticaal bot. Dit houdt in dat de implantaatschacht wordt geboord tot in de onderste laag corticaal bot. Soms is het daarbij nodig de onderrand van de onderkaak te perforeren. Als de implantaatschacht is geprepareerd, wordt in stevig corticaal bot met een tapboor een schroefdraad aangebracht. In meer trabeculair bot kan een implantaat zonder een tevoren aangebrachte schroefdraad, eventueel zelftappend, worden geplaatst. Na het plaatsen wordt de inwendige schacht van het implantaat met een afdekschroef afgesloten. Indien een implantaat direct na het plaatsen onvoldoende stabiliteit in het bot heeft, moet het worden verwijderd. Eventueel kan het worden vervangen door een implantaat met een grotere diameter. Voordat de slijmvlieswond wordt gesloten, wordt het wondgebied ruim gespoeld met een fysiologische zoutoplossing om losse botfragmenten en debris te verwijderen. Als het mucoperiost is afgeschoven, wordt ook grondig onder de mucoperiostlap gespoeld om de kans op gestoorde wondgenezing of subperiostale abcesvorming te verkleinen. Het sluiten van de slijmvlieswond wordt meestal uitgevoerd met oplosbare hechtingen. Sommige oplosbare hechtmaterialen, zoals Vicryl®, lossen niet erg snel op en moeten dan alsnog worden verwijderd.

Bij een eenfasesysteem is de chirurgische behandeling hierna gereed. Het implantaat steekt na de behandeling direct door het slijmvlies in de mondholte uit en blijft gedurende de genezings-

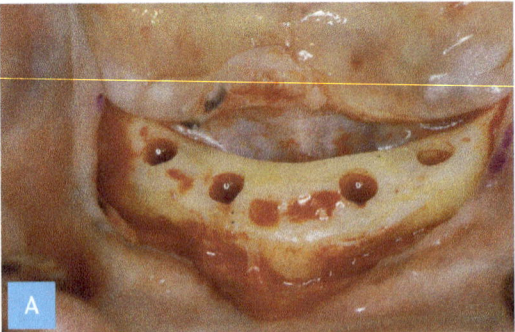 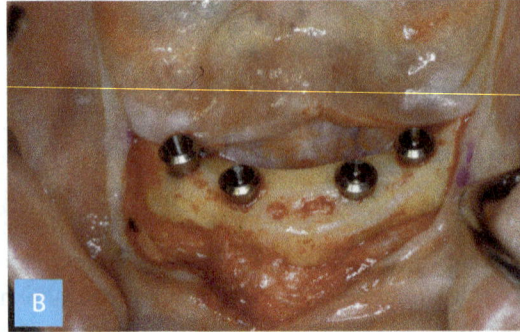

**Afbeelding 5.2** Een edentate processus alveolaris in de onderkaak met extreem verlies van kaakbot. Vier implantaatschachten zijn geprepareerd (A). Vier implantaten zijn geplaatst (B).

periode in de mond zichtbaar. Bij een tweefasensysteem blijven de implantaten onzichtbaar onder het slijmvlies. Na een genezingsperiode van zes weken tot drie maanden worden deze onzichtbare implantaten vrijgelegd en voorzien van implantaatopbouwen. Het slijmvlies wordt dan weer rondom de implantaatopbouwen vastgehecht en daarmee is de situatie identiek aan die van een eenfasesysteem. De volgende stap is het vervaardigen van prothetische constructies op de implantaten, in zijn totaliteit suprastructuur genoemd (hoofdstuk 6).

## 5.3 Bovenkaak

In de bovenkaak wordt meestal lokale buccale en palatinale infiltratieanesthesie gegeven. Soms wordt geleidingsanesthesie van de nervus palatinus major of de nervus infraorbitalis gegeven.
Voor het plaatsen van implantaten in een edentate bovenkaak gelden dezelfde voorwaarden als voor het plaatsen van implantaten in een edentate onderkaak. De mogelijkheden worden ook in de bovenkaak beperkt door anatomische structuren. Bepalend voor de beschikbare bothoogte zijn vooral de locatie van de neusbodem en de sinus maxillaris. De losmazige, voornamelijk trabeculaire botstructuur van de bovenkaak vereist na het implanteren een langere osseo-integratieperiode dan het meer corticale bot van de onderkaak. Gewoonlijk wordt voor de osseo-integratie in de bovenkaak een periode van vier tot zes maanden aangehouden.
Het plaatsen van implantaten in de bovenkaak die korter zijn dan 10 mm wordt als risicovol beschouwd. Deze korte implantaten gaan namelijk nogal eens vroegtijdig verloren. Wanneer onvoldoende bot beschikbaar is voor het plaatsen van implantaten van voldoende lengte op de juiste locatie en in de goede richting, is een pre-implantaire chirurgische behandeling geïndiceerd (hoofdstuk 4). Bij een voor de bovenkaak relatief goede botkwaliteit en voldoende bothoogte kan meestal wel worden volstaan met vier implantaten in het frontgebied en de premolaarstreek (afbeelding 5.3). Vanwege de vaak relatief matige botkwaliteit vormen minimaal zes implantaten de veiligere optie (afbeelding 5.4). Een hoogte van de processus alveolaris van minimaal 10 mm en een breedte van minimaal 5 mm zijn noodzakelijk om implantaten in de edentate bovenkaak met een goede kans op succes te kunnen aanbrengen. In het frontgebied en de premolaarstreek is de hoogte meestal voldoende, maar de breedte te gering. In de zijdelingse delen is het botvolume vaak zowel in hoogte als in breedte te gering om implantaten te kunnen plaatsen. Dit is het gevolg van een combinatie van sterke luchthou-

dendheid van de sinus maxillaris en volumeverlies van de processus alveolaris. In beide gevallen wordt bij een hoogte en breedte van de processus alveolaris van minder dan 5 mm pas geïmplanteerd als een aangebracht bottransplantaat volledig is geïntegreerd. Als de hoogte en breedte groter zijn, kunnen de implantaten direct in het aangebrachte bottransplantaat en het basale bot worden geplaatst. Bij een voldoende hoeveelheid basaal bot kan wel direct na het plaatsen stabiliteit van de implantaten worden bereikt (afbeelding 5.5).

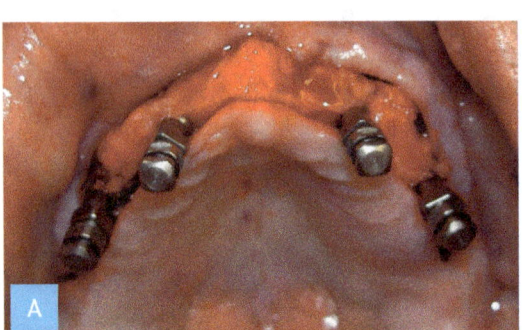
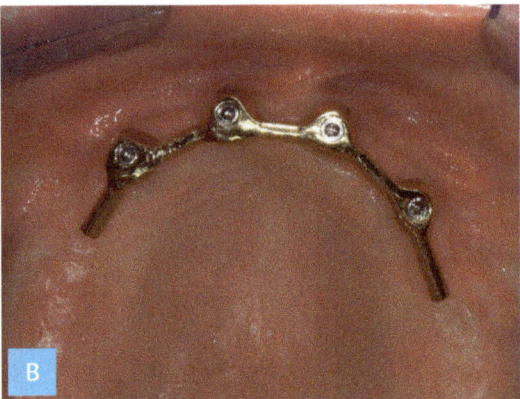

**Afbeelding 5.3** Vier implantaten in een edentate bovenkaak (A). De mesostructuur is geplaatst (B).

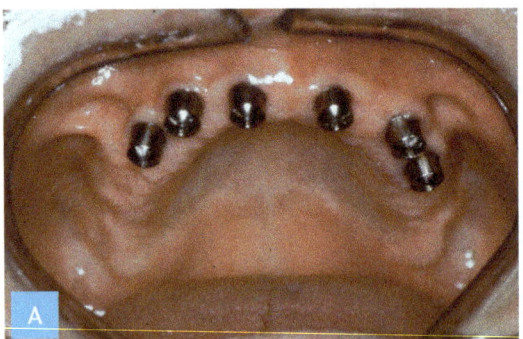
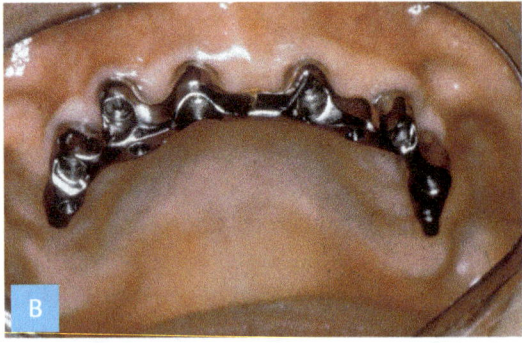

**Afbeelding 5.4** Zes implantaten ter plaatse van de verbreding van de processus alveolaris in een edentate bovenkaak (A). De mesostructuur is geplaatst (B).

De chirurgische behandeling begint met een incisie iets palatinaal van de top van de processus alveolaris met een ontspanningsincisie frontaal in de mediaanlijn. Na afschuiven van het mucoperiost kunnen de implantaten worden geplaatst. Hierbij dient te worden gelet op de asrichting in sagittale en transversale richting en op de

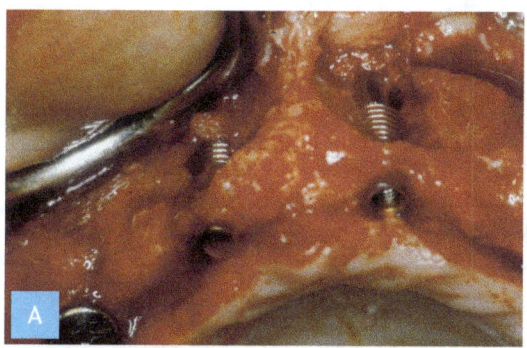
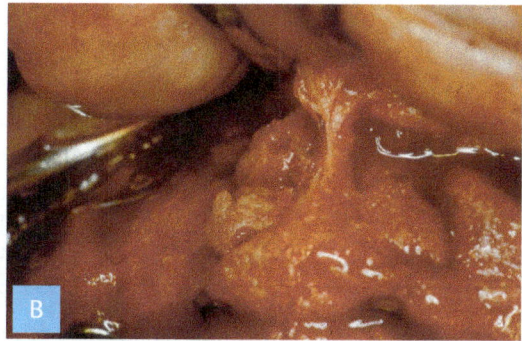
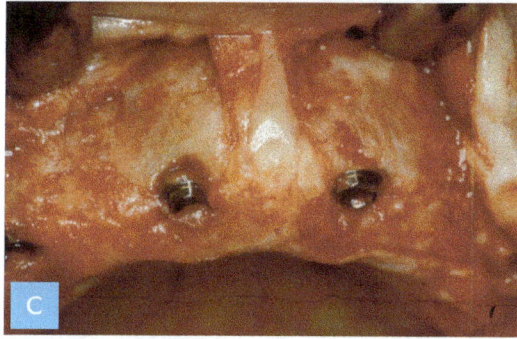

***Afbeelding 5.5*** *Implantaat in de bovenkaak met direct bij het plaatsen onvoldoende botcontact van het implantaatoppervlak door een grote ondersnijding van de bovenkaak (A). Ondersnijding opgevuld met bot (B). Over het implantaat en het bottransplantaat is een membraan aangebracht. Resultaat na zes maanden. Het implantaat is bedekt door bot (C).*

juiste lokalisering van de implantaten. In het front is het essentieel dat bij het plaatsen van de implantaten rekening wordt gehouden met de prothetische constructie die later wordt vervaardigd. Als bijvoorbeeld door te ver naar buccaal geplaatste implantaten een te vervaardigen brug te ver naar buccaal moet worden gepositioneerd, heeft dit verstrekkende gevolgen voor de lipvulling en dus voor het esthetische resultaat (paragraaf 3.6.2). De procedure voor het plaatsen van implantaten in de bovenkaak, zowel met een eenfase- als een tweefasensysteem, is vrijwel hetzelfde als die in de onderkaak. Bij een implantaatsysteem waarvoor het bij toepassing in de onderkaak nodig is een schroefdraad te prepareren, is dit in de bovenkaak vanwege het trabeculaire karakter van het bot meestal niet nodig. Het implantaat kan, eventueel zelftappend, direct worden geplaatst. Drie tot zes maanden na het inbrengen van de implantaten worden in geval van een tweefasensysteem de implantaten vrijgelegd om de implantaatopbouwen te kunnen aanbrengen.

## 5.4 Nazorg

Zoals bij elke chirurgische behandeling treedt na het plaatsen van implantaten een lokale reactie op die kan worden gekenmerkt door zwelling en pijn als gevolg van een ontstekingsreactie op een trauma. Men kan deze symptomen bestrijden, maar het ontstekingsproces is noodzakelijk voor de uiteindelijke genezing. De pijn kan worden bestreden met pijnstillers die het beste al kunnen worden ingenomen voordat de pijnklachten optreden, met andere woorden voordat de lokale anesthesie volledig is uitgewerkt. Tabletten van 500 mg paracetamol, te beginnen met twee en maximaal zes per dag, zijn goede pijnstillers. Paracetamol is echter geen ontstekingsremmend middel. Meestal kan paracetamol worden gebruikt bij het plaatsen en vrijleggen van implantaten en bij kleine chirurgische behandelingen van het bot en/of de weke delen. Bij onvoldoende pijnstilling zijn 4-6 tabletten van 500 mg paracetamol met ten minste 20 mg codeïne een effectiever middel. Indien ook dit middel onvoldoende effect sorteert, kunnen 'non-steroidal anti-inflammatory drugs' (NSAID's) worden gebruikt. Voorbeelden van NSAID's zijn 400 of 600 mg ibuprofen, respectievelijk maximaal 4 en 3 tabletten per dag en 250 of 500 mg naproxen, respectievelijk maximaal 6 en 3 tabletten per dag. Deze middelen hebben naast pijnstilling ook een ontstekingsremmende werking en worden daarom steeds vaker gebruikt.

Gedurende de genezingsperiode moet de patiënt de wond(en) schoonhouden om infecties te voorkomen. Twee keer per dag gedurende 1 minuut goed spoelen met een oplossing van 0,12% chloorhexidinedigluconaat is een goede aanbeveling.

## 5.5 Tijdelijke prothetische constructies

Tijdens de integratiefase van een implantaat en ook tijdens de genezingsfase na een pre-implantaire behandeling, willen patiënten het liefst zo kort mogelijk zonder een prothetische vervanging van hun verloren gegane gebitselement(en) functioneren. Bij het ontbreken van gebitselementen in het esthetisch belangrijke frontale gebied is het vooral om psychosociale redenen belangrijk dat de periode zonder prothetische constructie minimaal is. Tijdelijke prothetische vervanging van enkele gebitselementen in het posterieure gebied is functioneel gezien in principe niet nodig. Dit ligt anders als veel of zelfs alle posterieure gebitselementen ontbreken. In die situaties kan het ook om functionele redenen een afweging zijn om zo snel als mogelijk en verantwoord is een tijdelijke prothetische constructie te vervaardigen. Het is echter wel belangrijk dat implantaten of bottransplantaten tijdens de integratiefase niet door een prothetische constructie worden (over)belast. Per uitgevoerde implantaire behandeling bestaan verschillende mogelijkheden.

### 5.5.1 PARTIEEL BETANDE KAAK

Als tijdelijke prothetische constructie ter vervanging van een beperkt aantal gebitselementen kan worden gedacht aan een partiële plaatprothese of aan een of meer etsbruggen. Afhankelijk van het verloop van de wondgenezing kunnen deze ongeveer een tot twee weken na het plaatsen van implantaten of het aanbrengen van een bottransplantaat worden vervaardigd. Vanwege de betere reinigingsmogelijkheid van de aangebrachte implantaten verdient een uitneembare partiële plaatprothese de voorkeur. De implantaten of bottransplantaten mogen ook hier tijdens de integratiefase niet door de partiële plaatprothese worden (over)belast.

### 5.5.2 EDENTATE ONDERKAAK

Afhankelijk van het verloop van de wondgenezing kan tot ongeveer een of twee weken na het plaatsen van implantaten of het aanbrengen van een bottransplantaat in een edentate onderkaak geen onderprothese worden gedragen. Patiënten met een edentate onderkaak zijn meestal ook edentaat in de bovenkaak. De aanwezige volledige bovenprothese kan in die periode wel gewoon worden gedragen. Na de wondgenezing wordt de bestaande volledige onderprothese in het behandelde gebied ruim vrijgeslepen. Daarna wordt met een softliner een directe relining van de onderprothese uitgevoerd zodat deze weer een redelijke pasvorm heeft en als tijdelijke oplossing kan worden gedragen. Bij elk volgend controlebezoek moet de conditie van de aangebrachte softliner worden beoordeeld. Zonodig kan deze worden aangepast met een nieuwe laag softliner of volledig worden vervangen. Bij toepassing van een tweefasensysteem moet de gebitsprothese na de tweede chirurgische behandeling opnieuw worden aangepast. Om (over)belasting van de implantaten te voorkomen, moet te allen tijde worden voorkomen dat de gebitsprothese alleen contact heeft met de aangebrachte implantaten of implantaatopbouwen (afbeelding 5.6).

### 5.5.3 EDENTATE BOVENKAAK

Na implantatie in een edentate bovenkaak is het, vanwege de uitgebreide incisies en het feit dat in de bovenkaak implantatie vaak gepaard gaat met een pre-implantaire behandeling, verstandig om

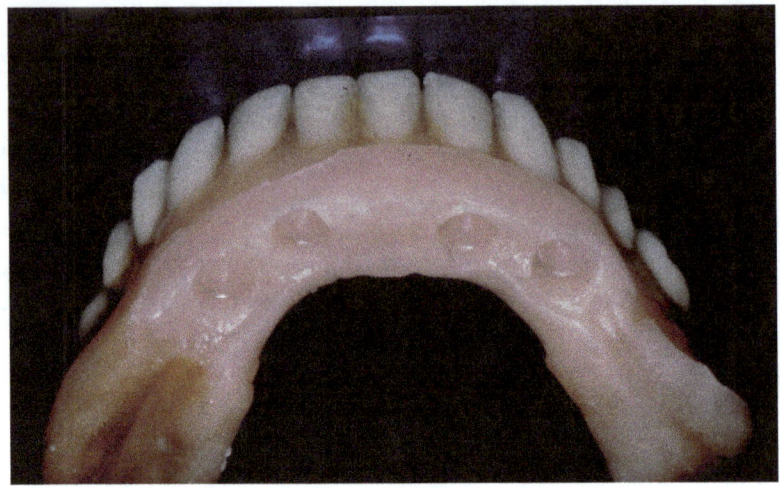

**Afbeelding 5.6** Een onderprothese die na implantatie is aangepast aan de nieuwe situatie met behulp van een softliner.

minstens een tot twee weken geen bovenprothese te dragen. Afhankelijk van de grootte van de wijziging ten opzichte van de oude situatie kan soms de oude gebitsprothese worden aangepast. Vaak zijn echter de opgetreden veranderingen zo groot, dat een nieuwe gebitsprothese moet worden vervaardigd. In geval van aanpassing van de oude gebitsprothese wordt ter plaatse van de verbreding van de processus alveolaris het grootste deel van de labiale randen verwijderd en opnieuw opgebouwd. Vervolgens wordt met afdrukmateriaal in de gebitsprothese een afdruk gemaakt en kan in het tandtechnisch laboratorium de gebitsprothese van een geheel nieuw basisdeel worden voorzien. Door geringe vormveranderingen van de processus alveolaris tijdens de genezingsfase kan de pasvorm van de gebitsprothese weer verminderen. De patiënt zal dit waarnemen doordat de gebitsprothese losser gaat zitten. Dit probleem kan worden verholpen door de gebitsprothese via de directe methode te relinen met een softliner. Deze behandeling is ook weer nodig als bij toepassing van een tweefasensysteem de implantaten zijn vrijgelegd en voorzien van implantaatopbouwen.

## 5.6 Slotbeschouwing

Het gebruik van implantaten heeft zich de afgelopen jaren zodanig ontwikkeld dat implantaten niet meer zijn weg te denken als hulpmiddel ter vervanging van verloren gegane gebitselementen of ter ondersteuning of vervanging van conventionele gebitsprothesen. Het indicatiegebied breidt zich steeds verder uit, maar heeft ook zijn grenzen. Het is onjuist te denken dat implantaten de oplossing zijn voor elk probleem. Indien wordt besloten tot het plaatsen van implantaten, is het vereist dat de totale behandeling zorgvuldig wordt gepland en plaatsvindt volgens een weloverwogen opgesteld behandelplan. Alleen dan is het mogelijk complicaties, mislukkingen en daardoor teleurstellingen zo veel mogelijk te voorkomen.

## Literatuur

Adell R, Lekholm U, Rockler B, Brånemark PI. A 15-year study of osseointegrated implants in the treatment of the edentulous jaw. Int J Oral Surg 1981;10:387-416.

Batenburg RHK, Meijer HJA, Raghoebar GM, Vissink A. Treatment concept for mandibular overdentures supported by endosseous implants: a literature review. Int J Oral Maxillofac Implants 1998;13:539-45.

Cawood JJ, Howell RA. A classification of the edentulous jaws. Int J Oral Maxillofac Surg 1988;17:232-6.

Esposito M, Hirsch JM, Lekholm U, Thomsen P. Biological factors contributing to failures of osseointegrated oral implants (I). Success criteria and epidemiology. Eur J Oral Sci 1998;106:527-51.

Meijer HJA, Batenburg RHK, Wietsma AK, Reintsema H, Raghoebar GM. De sjabloon als hulpmiddel in de implantologie. Ned Tijdschr Tandheelkd 1998; 105:238-41.

Raghoebar GM, Batenburg RHK, Vissink A. Chirurgische procedure voor het plaatsen van enossale implantaten. In: Handboek orale implantaten. Steenberghe D van, Naert IE, Raghoebar GM, Slagter AP (red.). Houten: Bohn Stafleu Van Loghum, 1999.

Reintsema H, Oort RP van, Raghoebar GM. Prothetisch concept bij implanteren in de geresorbeerde edentate bovenkaak. Ned Tijdschr Tandheelkd 1997;104: 277-9.

Stellingsma C, Vissink A, Meijer HJA, Kuiper C, Raghoebar GM. Implantology andthe severely resorbed edentulous mandible. Crit Rev Oral Biol Med 2004;15: 240-8.

Visser A, Raghoebar GM, Meijer HJA, Batenburg RHK, Vissink A. Mandibular overdentures supported by two or four endosseous implants. A 5-year prospective study. Clin Oral Implants Res 2005;16:19-25.

# Overkappingsprothesen en mesostructuren

## 6.1 Inleiding

Om inzicht te krijgen in de klinische procedures wordt in dit hoofdstuk de meest gangbare prothetische behandeling met orale implantaten beschreven: een conventionele volledige bovenprothese en een overkappingsprothese met een staaf-hulsconstructie als mesostructuur op twee implantaten in een edentate onderkaak. Deze behandeling bestaat wat de klinische procedures betreft uit de volgende onderdelen:
- voorlopige afdrukken;
- definitieve afdrukken;
- bepalen en vastleggen van de horizontale en verticale relatie tussen boven- en onderkaak (beetregistratie);
- beoordeling opstelling in was;
- passen mesostructuur;
- plaatsen bovenprothese, mesostructuur en overkappingsprothese;
- nazorg.

## 6.2 Voorlopige afdrukken

De voorlopige afdrukken worden gemaakt met behulp van confectielepels en het afdrukmateriaal alginaat. Een goed passende confectielepel is letterlijk en figuurlijk de basis voor een goede afdruk. Uitgangspunt bij de voorlopige afdruk is het krijgen van een volledige weergave van de anatomie van de processus alveolaris en de daarmee in verband staande structuren. Dit kan uitstekend met een stugge consistentie van het alginaat. Bij een zachtere consistentie van het alginaat is het zeer lastig de afdruklepel op de juiste plaats te fixeren. De lepel wordt gemakkelijk te ver doorgedrukt, waardoor de lepelranden door het alginaat penetreren. Een stugge consistentie bereikt men door de verhouding tussen alginaatpoeder en water te stellen op 3:2,25 à 2,5 van de door de fabrikant aangegeven hoeveelheden.

De afdruklepel voor de bovenkaak wordt eerst ventraal op zijn plaats gebracht, waarbij de ontspannen bovenlip omhoog wordt getrokken. Vervolgens wordt de afdruklepel met een kantelende beweging naar dorsaal aangedrukt. Het voordeel van deze werkwijze is dat het stugge alginaat goed de labiale omslagplooi vult. Als er sprake is van een hoog palatum, kan men voor het inbrengen van de afdruklepel op het palatum eerst een kleine hoeveelheid alginaat aanbrengen om het insluiten van lucht te voorkomen. Dit geldt ook voor de ruimten buccaal van de beide tubers. Het insluiten van lucht geeft een onbruikbare afdruk omdat belangrijke delen van de processus alveolaris niet goed in de afdruk zijn weergegeven (afbeelding 6.1).

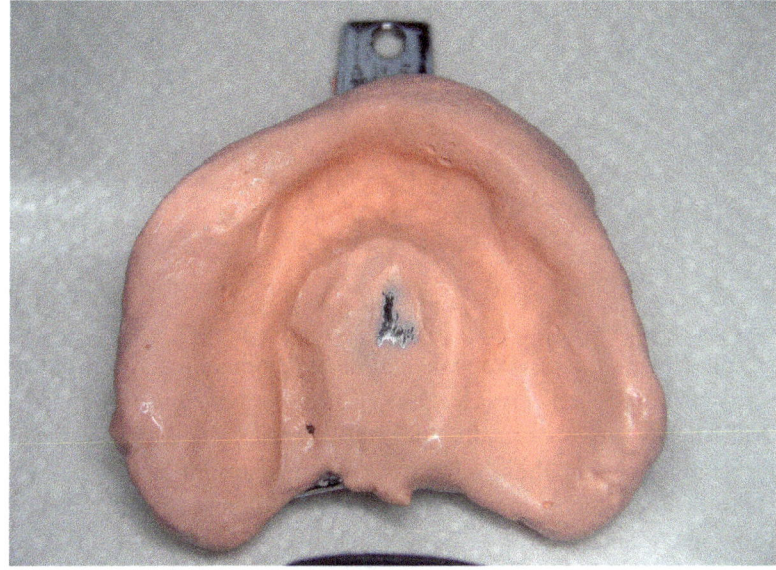

**Afbeelding 6.1**
Onbruikbare afdruk door insluiting van lucht.

Ook de confectielepel voor de onderkaak wordt royaal met stug alginaat gevuld. Bij het inbrengen van de lepel moet de patiënt de mond niet te ver openen en de tongpunt naar achteren tegen het palatum houden. Zodra de afdruklepel op de juiste plaats is gefixeerd, moet de wang- en lipmusculatuur zo worden gemanipuleerd dat de buccale omslagplooi volledig in het alginaat wordt weergegeven. Bij te forse bewegingen wordt de omslagplooi in het front te kort (afbeelding 6.2). Voor een goede weergave van de linguale rand wordt de patiënt gevraagd de tong een beetje uit te steken, terwijl de lepel met de hand goed op zijn plaats wordt gehouden. Hiermee krijgt men een duidelijke aanduiding van de plaats van de belangrijke spina mentalis, de aanhechtingsplaats van de musculus geniohyoideus en de musculus genioglossus (paragraaf 5.2).

**Afbeelding 6.2**
Onbruikbare afdruk omdat de omslagplooi in het frontale gebied niet is weergegeven.

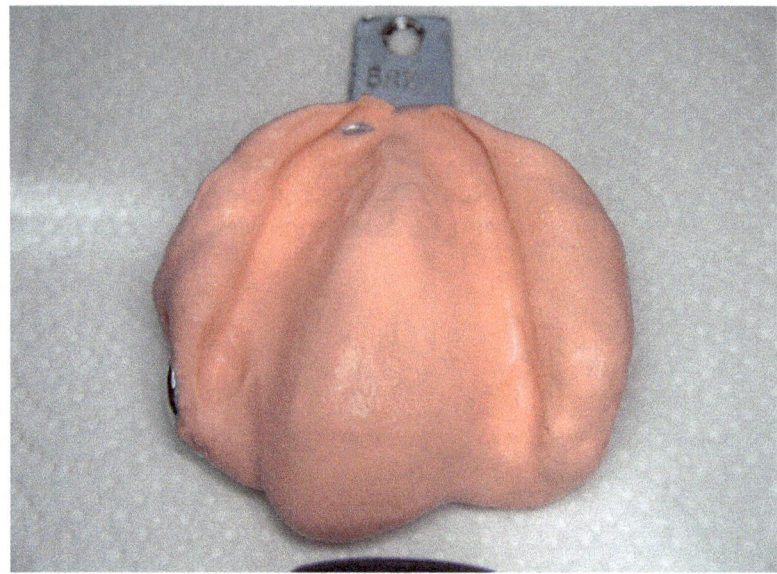

Uit de gemaakte afdrukken worden in het tandtechnische laboratorium werkmodellen vervaardigd waarop vervolgens individuele afdruklepels worden gemaakt. Voor de vervaardiging van individuele lepels zijn licht- of chemisch hardende kunststoffen beschikbaar. De individuele lepels moeten zo zijn gevormd dat ze de lippen, de wangen en de tong zo weinig mogelijk storen, maar wel zo stevig dat ze niet breken en dik genoeg zijn voor het uitvoeren van kleine correcties. De onderlepel is ter hoogte van de implantaten aan de bovenzijde open (afbeelding 6.3).

## 6.3 Definitieve afdrukken

In de bovenkaak worden met behulp van een thermoplastisch materiaal de randen van de individuele lepel afgevormd. Het wasachtige thermoplastische materiaal heeft een groot warmtetraject. Dit betekent dat het na verwarming lang plastisch blijft, waardoor de randafvorming zo goed mogelijk kan plaatsvinden. Na verwarming met een speciale brander wordt de lepel in water van lichaams-

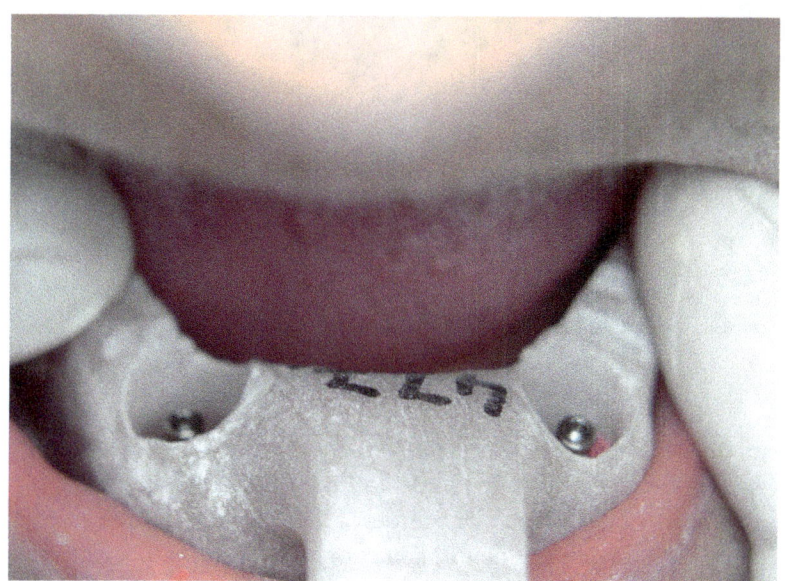

**Afbeelding 6.3**
Individuele afdruklepel voor de onderkaak met een open bovenkant ter plaatse van de implantaten.

temperatuur ondergedompeld om verbranding van de orale slijmvliezen te voorkomen. Met de lepel in de mond is er daarna voldoende tijd om de patiënt alle functionele mondbewegingen te laten maken en de afgevormde rand te laten verharden. Het afvormen van de randen is een belangrijk onderdeel, omdat dit voor het grootste deel bepalend is voor de latere stabiliteit en retentie van de gebitsprothese. Daarom geschiedt de afvorming van de randen nauwkeurig deel voor deel. Als laatste wordt de dorsale begrenzing van de bovenlepel vastgelegd. Deze moet in principe op de overgang van het palatum durum naar het palatum molle liggen (afbeelding 6.4). De randafvorming wordt gevolgd door het maken van een afdruk. Na het aanbrengen van het afdrukmateriaal in de lepel wordt deze in de mond geplaatst. Door het uitoefenen van voldoende druk krijgt overtollig afdrukmateriaal de gelegenheid om uit de lepel over de randen weg te vloeien, zodat de afdruklepel in dezelfde positie komt als waarin ook de randafvorming heeft plaatsgevonden. Daarna worden alle functionele mondbewegingen die ook bij het afvormen van de randen zijn uitgevoerd, herhaald.

De afdrukprocedure in de onderkaak is bijzonder omdat men zowel een weergave moet verkrijgen van de implantaten, die onbeweeglijke structuren zijn, als van de indrukbare slijmvliezen. Afdrukstiften die perfect op de implantaatopbouwen passen, worden op de enige juiste manier vastgeschroefd. Wanneer de afdruklepel in de mond wordt gepast, moet de bovenkant van de op de implantaat-

**Afbeelding 6.4**
Randafvorming van de individuele lepel op de grens van het palatum durum en het palatum molle.

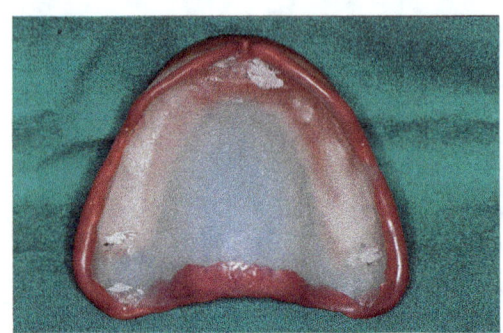

opbouwen vastgeschroefde afdrukstiften door het open deel van de lepel steken. De openingen in de afdruklepel dienen ervoor om na het maken van de afdruk de schroeven van de afdrukstiften te kunnen losdraaien van de implantaatopbouwen. De randafvorming verloopt volgens dezelfde procedure als in de bovenkaak. Het maken van de individuele afdruk is gecompliceerder. De afdrukstiften worden in de mond omspoten met afdrukmateriaal en de met afdrukmateriaal gevulde lepel wordt vervolgens in de mond geplaatst. Belangrijk is dat de koppen van de schroeven van de afdrukstiften zichtbaar zijn en vrij van afdrukmateriaal. Na uitharding worden de schroeven van de afdrukstiften losgedraaid en verwijderd, waarna men de lepel met de daarin verankerde afdrukstiften uit de mond kan nemen. Gecontroleerd wordt of de afdrukstiften absoluut onbeweeglijk in de afdruk zijn verankerd.

In het tandtechnische laboratorium worden van beide afdrukken definitieve gipsmodellen gemaakt die een exacte weergave zijn van de situatie in de mond. Voor de afdruk van de onderkaak geschiedt dit met behulp van op de afdrukstiften vastgeschroefde replica's van de in de mond aanwezige implantaten. Met deze techniek hebben de replica's in het gipsmodel exact dezelfde positie als de implantaten in de mond.

## 6.4 Beetregistratie

Voor de beetregistratie wordt in het tandtechnische laboratorium op de definitieve gipsmodellen een beetplaat met een zogenoemde schrijftafel voor de bovenkaak en een beetplaat met een zogenoemde schrijfstift voor de onderkaak vervaardigd. Het bepalen en vastleggen van de relatie tussen de edentate onder- en bovenkaak is een moeilijk onderdeel. Dit komt omdat in de natuurlijke situatie vooral de gebitselementen bepalend zijn voor de stand en de bewegingen van de onderkaak. Bij edentaten zijn de gebitselementen nu juist de ontbrekende schakel. Hierdoor kan de onderkaak zowel in verticale als in horizontale zin veel posities innemen. Het gaat er dus om driedimensionaal de juiste stand van de onderkaak te vinden en vast te leggen.

De beetregistratie begint ermee de waswal op de beetplaat in de bovenkaak de juiste vorm te geven. Door waar dat nodig is een hoeveelheid was weg te nemen of toe te voegen, worden de lip- en wangvulling, het incisiefpunt en het vlak van oriëntatie vastgelegd. Deze onderdelen zijn belangrijk voor de juiste positionering van het gipsmodel van de bovenkaak in de articulator en voor de opstelling van de prothese-elementen. De juiste lip- en wangvulling betekent geen ingevallen gezicht, maar het mag ook niet zo zijn dat de lip en de wangen zo strak komen te staan dat normale lip- en wangbewegingen niet meer mogelijk zijn. Het incisiefpunt bevindt zich in de mediaanlijn van het gelaat en ongeveer 1 mm caudaal van de onderrand van de ontspannen bovenlip (afbeelding 6.5). Dit punt is ook medebepalend voor het vlak van oriëntatie, dat voor het overige evenwijdig verloopt aan het vlak van Camper. Het vlak van Camper loopt door het subnasale en het centrum van de beide uitwendige gehoorgangen. Hulpmiddel bij de bepaling van het vlak van oriëntatie is de zogenoemde beetvork, die tegen het occlusale deel van de waswal wordt gefixeerd. De beetvork moet dan evenwijdig verlopen aan de interpupillaire lijn en de lijn door het subnasale en het centrum van de uitwendige gehoorgang, zowel links als rechts (afbeelding 6.6).

Voor de bepaling van de verticale relatie of beethoogte, de juiste verticale afstand tussen de boven- en onderkaak, wordt uitgegaan van de fysiologische rustpositie of rusthoogte. In een ontspannen situatie, bijvoorbeeld na slikken, neemt de onderkaak spontaan de fysiologische rustpositie of rusthoogte in. In de rusthoogte maken de natuurlijke gebitselementen van de boven- en onderkaak geen contact met elkaar. De ruimte die zich in de rusthoogte tussen de gebitselementen van de boven- en onderkaak bevindt, wordt de spreekafstand (Engels: 'free-way space') genoemd. Uitgegaan wordt van een spreekafstand van 2 à 3 mm, gemeten in het front. Om de rusthoogte bij edentaten te meten, wordt op zowel de boven- als de onderlip een oriëntatiepunt gemarkeerd. De rusthoogte minus 2 à 3 mm spreekafstand is de beethoogte. In de beetplaat voor de onderkaak wordt de waswal zodanig aangepast dat deze in de zojuist bepaalde beethoogte gelijkmatig contact maakt met de waswal in de bovenkaak. Als er een grote discrepantie is tussen deze beethoogte en de beethoogte in de bestaande gebitsprothesen, wordt een com-

**Afbeelding 6.5** Bepaling van de lip- en wangvulling en het incisiefpunt.

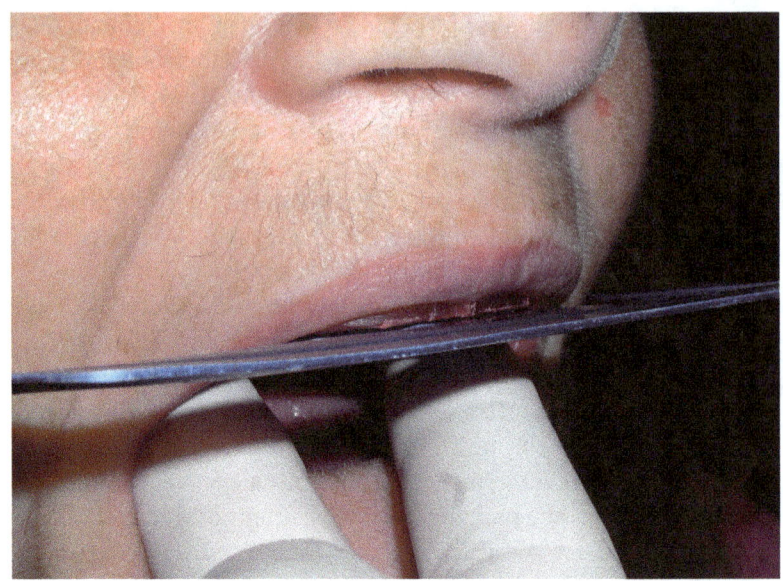

**Afbeelding 6.6** Beetvork gefixeerd tegen de waswal ter bepaling van het vlak van oriëntatie dat evenwijdig moet verlopen aan de interpupillaire lijn en de lijn door het subnasale en het centrum van de uitwendige gehoorgang.

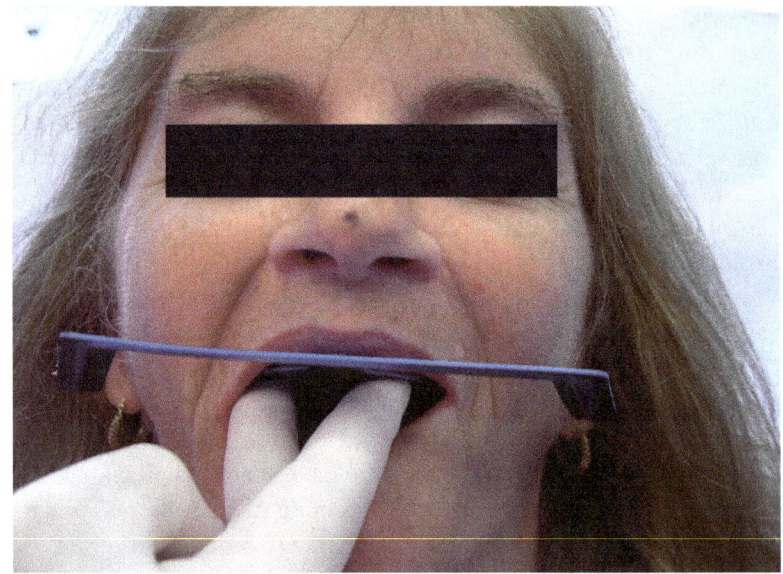

promis gesloten om te voorkomen dat de patiënt moeite krijgt met de gewenning aan de nieuwe situatie.

Daarna vinden de bepaling en vastlegging van de centrale relatie plaats. De centrale relatie is de juiste stand van de onderkaak in zowel transversale als sagittale zin. De centrale relatie wordt bepaald door middel van de intraorale pijlpuntregistratie met de beide beetplaten, in de bovenkaak voorzien van een schrijftafel en in de onderkaak van een schrijfstift. Eerst wordt de verticale stand van de schrijfstift zover bijgesteld dat deze precies op de schrijftafel rust, als de waswallen in de mond in de zojuist bepaalde beethoogte contact met elkaar maken. Men vraagt de patiënt langzame voor-achterwaartse en laterale bewegingen uit te voeren, waarbij de schrijfstift in contact moet blijven met de schrijftafel. De behandelaar kan eventueel met een lichte druk de onderkaak geleiden. Als de patiënt dit heeft geoefend, wordt de schrijftafel met een vetstift of waspotlood ingesmeerd. Nu laat men de bewegingen weer uitvoeren en dan tekent de schrijfstift op de schrijftafel lijnen die in één punt samenkomen en een pijl vormen (afbeelding 6.7). Binnen het gebied van de pijl kan de onderkaak elke gewenste stand innemen. De punt van de pijl markeert de plaats die de onderkaak inneemt in de meest achterwaartse ongedwongen positie van waaruit nog laterale bewegingen mogelijk zijn. Deze positie wordt vastgelegd door op de pijlpunt een klein plaatje met centraal een holte ter grootte van de schrijfstift aan te brengen. Met de schrijfstift van de beetplaat in de onderkaak in deze holte gefixeerd, worden in de mond de beetplaten met gips of een afdrukmateriaal aan elkaar bevestigd (afbeelding 6.8).

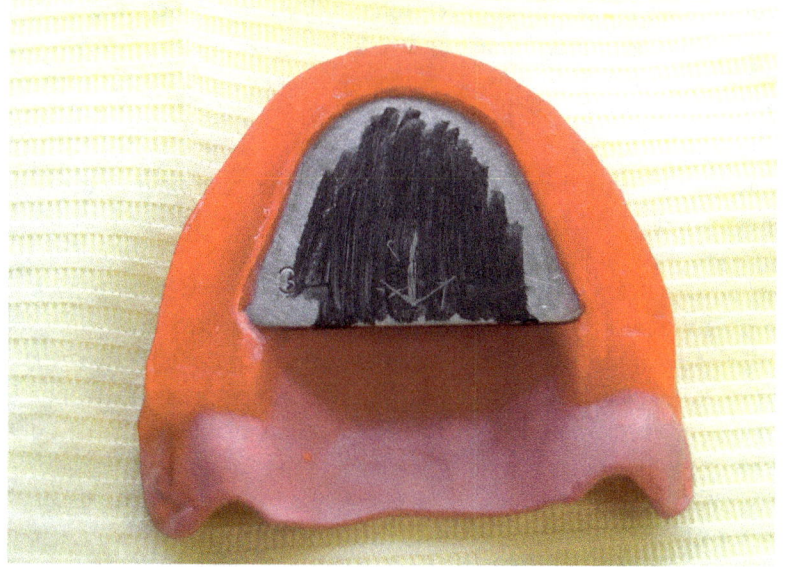

*Afbeelding 6.7* Door voorachterwaartse en laterale bewegingen uit te voeren, heeft de schrijfstift op de schrijftafel lijnen getekend die in één punt samenkomen en een pijl vormen.

In het tandtechnische laboratorium worden de gipsmodellen van de boven- en de onderkaak met behulp van de aan elkaar bevestigde

**Afbeelding 6.8** *Gefixeerde beetplaten, in de mond met gips aan elkaar bevestigd.*

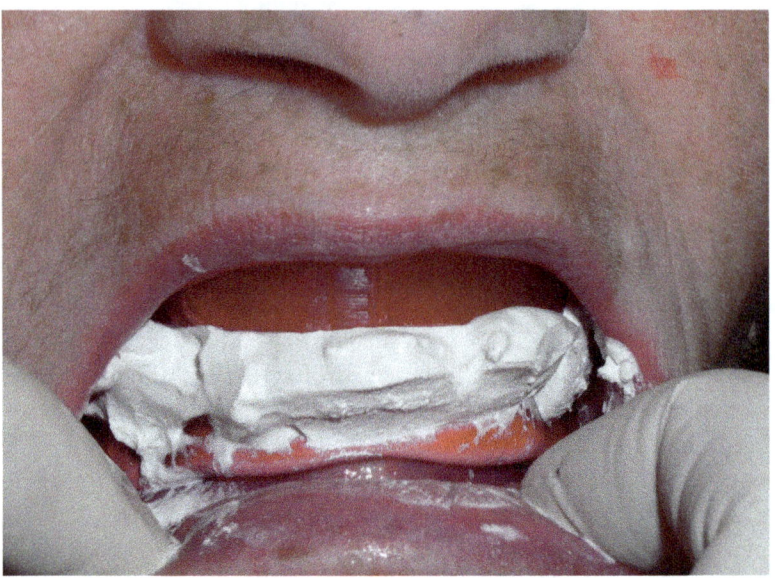

beetplaten in een articulator geplaatst. In deze articulator kunnen vervolgens de prothese-elementen in de juiste verticale en horizontale relatie worden opgesteld. Een goede leidraad bij de opstelling is een oude gebitsprothese of een foto van de patiënt toen deze nog natuurlijke gebitselementen had.

### 6.5 Passen opstelling in was

Vanwege hun fraaiere uiterlijk en grotere duurzaamheid verdienen porseleinen prothese-elementen de voorkeur. Deze vragen echter een grote ruimte om goed te kunnen worden bevestigd in het kunsthars deel van de gebitsprothese. Daarom worden bij gebrek aan ruimte prothese-elementen van een kunststof gebruikt. Bijna als regel is dit nodig voor de prothese-elementen in het onderfront. Dit vooral omdat de prothese-elementen hier zo veel mogelijk recht boven de veel ruimte innemende mesostructuur moeten komen om een axiale belasting van de implantaten te verkrijgen. In de zijdelingse delen wordt ook de voorkeur gegeven aan porseleinen prothese-elementen, omdat deze minder snel slijten.
Esthetisch gezien is de opstelling van het bovenfront cruciaal. Met betrekking tot de kleur, de grootte en de vorm van de prothese-elementen is niet de mening van de behandelaar, maar de wens van de patiënt van doorslaggevend belang. De opstelling in was wordt in de mond gecontroleerd om te zien of alles aan de technisch en

esthetisch te stellen eisen voldoet. Aanwezigheid van de partner of iemand met wie de patiënt een nauwe band heeft, is essentieel. Daarmee wordt voorkomen dat de patiënt thuiskomt met een eindresultaat dat onmiddellijk van commentaar wordt voorzien en daarmee op een teleurstelling uitloopt. Goed luisteren in deze fase is belangrijk, opdat de mogelijkheden maximaal worden benut en de patiënt en zijn partner of andere naaste tevreden zijn. De tijdsinvestering die dit vereist, krijgt men ruimschoots terug in tevredenheid en kan tijdrovende en kostbare veranderingen achteraf voorkomen.

Als de opstelling geheel naar wens is, kan de mesostructuur worden vervaardigd. In verband met de benodigde ruimte zijn daarna soms nog kleine aanpassingen in de opstelling noodzakelijk.

## 6.6  Passen mesostructuur

Na vervaardiging van de staaf-hulsconstructie in het tandtechnische laboratorium wordt deze in de mond op de implantaten gepast. De staafconstructie moet zonder enige spanning passief op beide implantaatopbouwen rusten. Het vastdraaien van de schroeven moet zonder enige weerstand mogelijk zijn. Als de mesostructuur vastzit, mag de patiënt geen enkele spanning op de implantaten ervaren (afbeelding 6.9).

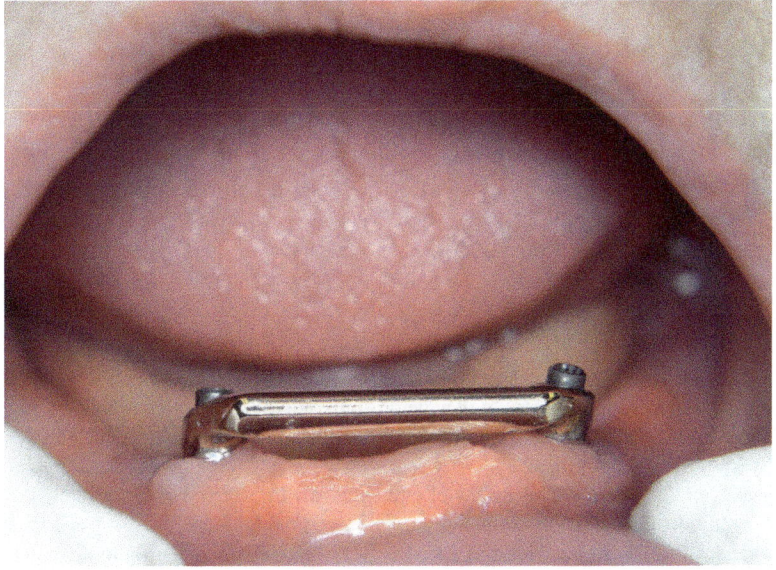

*Afbeelding 6.9* Het controleren van de pasvorm van de mesostructuur op de implantaten in de mond.

## 6.7 Plaatsen bovenprothese, mesostructuur en overkappingsprothese

In het tandtechnische laboratorium volgt nu de omzetting van was in kunststof en de bevestiging van de huls enerzijds op de staaf en anderzijds in de kunststof. Daarna kan het geheel in de mond worden geplaatst, waarbij alles nogmaals uitvoerig op mogelijke onvolkomenheden wordt gecontroleerd.

De patiënt krijgt voor de spiegel uitleg hoe de overkappingsprothese het beste kan worden geplaatst en weer uit de mond kan worden genomen. De eenvoudigste manier om de overkappingsprothese uit te nemen, is door de duimnagels links en rechts in de regio van de hoektanden onder de protheserand te zetten en dan enige druk omhoog uit te oefenen. Bij het herplaatsen dient de overkappingsprothese met de vingers op de occlusale vlakken te worden aangedrukt tot de huls op zijn plaats komt. De overkappingsprothese mag nooit op zijn plaats worden gebeten, omdat bij het uitoefenen van grote kracht terwijl de overkappingsprothese niet goed is gepositioneerd, de huls kan verbuigen en zelfs breken.

De patiënt moet zich enkele weken de tijd gunnen om aan de nieuwe gebitsprothesen te wennen. In het begin kunnen drukplekken ontstaan. De gebitsprothesen kunnen beter niet 's nachts worden gedragen. Eten zal in het begin wennen zijn. De nieuwe gebitsprothesen kunnen in het begin ook aanpassing vergen bij het spreken.

## 6.8 Nazorg

Als de patiënt is afbehandeld, moeten met regelmaat periodieke controles plaatsvinden om de gebitsprothesen en het implantaatsysteem in goede staat te houden. De te controleren onderdelen, de meest voorkomende complicaties en hoe die te verhelpen, komen nog aan de orde in hoofdstuk 8.

### Literatuur

Baat C de, Kalk W. Geriatrische tandheelkunde. Problematiek van ouder worden en mondgezondheid. Houten/Diegem: Bohn Stafleu Van Loghum, 1999.

Cune MS, Meijer GJ. Implantologie in partieel dentate situaties. Houten: Bohn Stafleu Van Loghum, 2003.

Donovan TE, Chee WW. A review of contemporary impression materials and techniques. Dent Clin North Am 2004;48:445-70.

Fagan MJ Jr, Ismail JYH, Meffert RM, Fagan MJ III. Implant prosthodontics: surgical and prosthetic techniques for dental implants. Chicago: Year Book Medical Publishers Inc., 1990.

Geering AH, Kundert M, Kelsey CC. Complete denture and overdenture prosthetics. Stuttgart: Georg Thieme Verlag, 1993.

Kalk W, Waas MAJ van, Os JH van, Postema N. De volledige gebitsprothese in woord en beeld. Uitgangspunten voor diagnostiek en behandeling van de edentate patiënt. Houten/Diegem: Bohn Stafleu Van Loghum, 2001.

Kim Y, Oh TJ, Misch CE, Wang HL. Occlusal considerations in implant therapy: clinical guidelines with biomechanical rationale. Clin Oral Implants Res 2005; 16:26-35.

Klugman RS, Preiskel H, Yaffe A. Prosthodontics in clinical practice. London: Martin Dunitz Ltd., 2002.

Swallow ST. Technique for achieving a passive framework fit: a clinical case report. J Oral Implantol 2004;30:83-92.

Williamson RA, Williamson AE, Bowley J, Toothaker R. Maximizing mandibular prosthesis stability utilizing linear occlusion, occlusal plane selection, and centric recording. J Prosthodont 2004;13:55-61.

# Complicaties en hun behandeling

## 7.1 Inleiding

Tijdens of ten gevolge van de chirurgische of prothetische behandeling kan een implantaat verloren gaan of kunnen complicaties ontstaan. De complicaties kunnen van lokale en algemene aard zijn. Bij een nauwkeurige voorbereiding en uitvoering van de chirurgische behandeling leiden chirurgische complicaties echter zelden tot blijvend letsel. De meest voorkomende complicatie op lange termijn is het ontstaan van een irritatiehyperplasie rondom een implantaat. Een irritatiehyperplasie kan onder andere ontstaan door tractie van het beweeglijke slijmvlies rondom een implantaat, al dan niet gecombineerd met slechte mondhygiëne. Door het grote succes dat tegenwoordig met implantaten kan worden bereikt, neemt het aantal beroepsbeoefenaars dat behandelingen met implantaten uitvoert snel toe. Dit is mede een gevolg van de steeds toenemende vraag van patiënten. Als meer implantaten worden geplaatst, neemt waarschijnlijk ook het absolute aantal complicaties en mislukkingen toe. Het is dan ook uitermate belangrijk te weten welke oorzaken van complicaties er zijn, hoe ze zijn te voorkomen en welk beleid moet worden gevolgd als ze toch ontstaan. Mislukkingen en complicaties worden vaker gezien bij behandelaars die weinig ervaring hebben met implanteren, of die met hun procedures afwijken van het standaardprotocol. Indien een verhoogd risico op een complicatie bestaat, dient dit tevoren aan de patiënt te worden gemeld. In dit hoofdstuk worden de meest voorkomende complicaties besproken die tijdens en na de chirurgische behandeling kunnen optreden.

## 7.2 Complicaties tijdens chirurgische behandeling

De meest voorkomende complicaties tijdens de chirurgische behandeling zijn:
- bloeding;
- nervusbeschadiging;

- perforatie van de sinus maxillaris of de neusbodem;
- fractuur van de onderkaak;
- emfyseem;
- luchtembolie;
- fractuur van een implantaat of van het instrumentarium;
- aspiratie of inslikken van een corpus alienum;
- te weinig botvolume;
- onvoldoende stabiliteit van een implantaat direct na het plaatsen.

### 7.2.1 BLOEDING

Een forse bloeding kan optreden als tijdens het chirurgisch prepareren van een implantaatschacht in de onderkaak de canalis mandibularis wordt geopend of de linguale corticalis wordt geperforeerd. Bij perforatie van de linguale corticalis kan beschadiging optreden van de arteria lingualis of een van haar takken, waardoor een bloeding ontstaat in de mondbodem. Dit kan leiden tot een levensbedreigende complicatie doordat de zwelling van de mondbodem een obstructie van de luchtweg kan veroorzaken.

Een meer diffuse bloeding en een nabloeding zijn te verwachten bij patiënten met een aangeboren of verworven stoornis van de bloedstolling (paragraaf 1.3.3) en bij gebruik van anticoagulantia (paragraaf 1.3.5). Een goede anamnese, eventueel aangevuld met onderzoek van de bloedstolling, en het nemen van de juiste voorzorgsmaatregelen behoren uiteraard deze complicaties te voorkomen (paragraaf 3.2 en 1.3.5).

### 7.2.2 NERVUSBESCHADIGING

Nervusbeschadiging, een uiterst onaangename complicatie, kan ontstaan als gevolg van het geven van lokale anesthesie of het beschadigen van een zenuw bij het chirurgisch prepareren van een implantaatschacht of het plaatsen van een implantaat. Echter ook voorafgaand aan het aanbrengen van een implantaat kan zich bij een onderkaak met veel volumeverlies van kaakbot al een sensibiliteitsstoornis (gevoelsstoornis) voordoen. Een goede vastlegging van de sensibiliteit vóór de behandeling is onontbeerlijk, vooral als een verhoogd risico op een nervusbeschadiging tijdens de behandeling niet ondenkbaar is. Nervusbeschadiging leidt vaak tot een gestoorde sensibiliteit van de kin, de lip en/of het mondslijmvlies. De prognose voor herstel is afhankelijk van de aard en de grootte van de beschadiging. Tot één à twee jaar na de beschadiging is er nog (enig) herstel van de sensibiliteit te verwachten. Herstel van de sensibiliteit wordt vaak waargenomen als een kriebelend gevoel in het verzorgingsgebied van de nervus. In een later stadium is vaak sprake van hyperesthesie. Het desbetreffende gebied is dan, meestal tijdelijk, verhoogd gevoelig. Het beschadigen van de nervus mentalis en de nervus alveolaris inferior kan vaak als een kunstfout worden aangemerkt. Bij een goede planning en een goede chirurgische techniek zijn deze fouten te voorkomen.

### 7.2.3 PERFORATIE SINUS MAXILLARIS OF NEUSBODEM

Een kleine perforatie van de sinus maxillaris of de neusbodem veroorzaakt in de meeste gevallen geen klachten. Het implantaat, dat bestaat uit weefselvriendelijk materiaal, wordt gewoon bedekt met slijmvlies. Wel bestaat het risico dat een implantaat met onvoldoende stabiliteit direct na het plaatsen migreert naar de sinus maxillaris (afbeelding 7.1). In dat geval moet het worden verwijderd omdat anders sinusitis maxillaris (ontsteking van de kaakholte) kan ontstaan. Indien een implantaat uitsteekt in de neusbodem kan dit leiden tot verstoring van de luchtstroom in de neus en daardoor ook een aanleiding vormen voor het ontstaan van sinusitis maxillaris. Het in de neus uitstekende deel van het implantaat moet dan via de neus worden ingekort of geheel worden verwijderd.

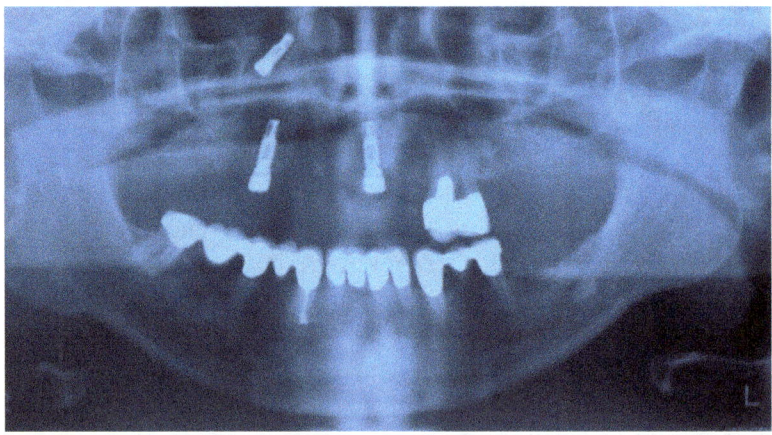

**Afbeelding 7.1**
Orthopantomogram met een implantaat in de rechter sinus maxillaris.

### 7.2.4 FRACTUUR ONDERKAAK

Tijdens de chirurgische behandeling, of tijdens de genezingsfase na het plaatsen van een of meer implantaten in een onderkaak met extreem volumeverlies van kaakbot, kan een fractuur van de onderkaak ontstaan als een te grote kracht op de onderkaak wordt uitgeoefend (afbeelding 7.2). Gelukkig gebeurt dit slechts in 0,2 procent van de gevallen. Vooral in een smalle onderkaak bestaat een relatief groot risico op fractuur, vooral als een implantaat zowel aan de boven- als aan de onderzijde in corticaal bot is geplaatst. Dit geldt vooral voor die implantaatsystemen waarbij het implantaat met enige kracht in de onderkaak moet worden aangebracht. Patiënten met ernstige osteoporose lopen een groter risico op een fractuur van de onderkaak (paragraaf 1.3.2).

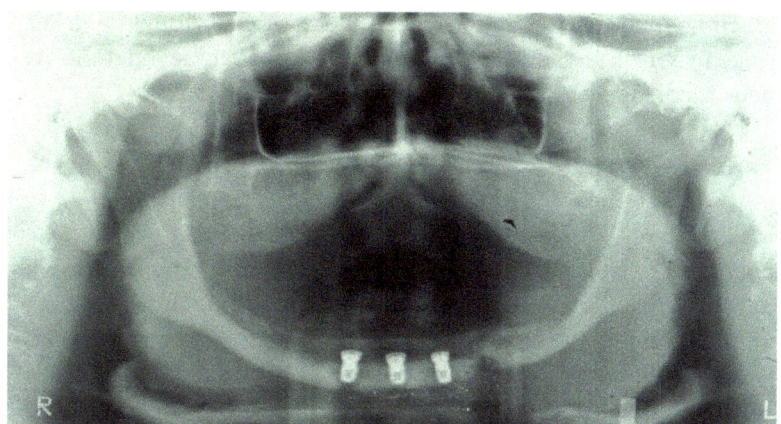

*Afbeelding 7.2* Een fractuur van de onderkaak die direct na het plaatsen van vier implantaten is ontstaan. Het implantaat in de linker onderkaak is daarbij verloren gegaan.

### 7.2.5 EMFYSEEM EN LUCHTEMBOLIE

Emfyseem wordt veroorzaakt door het binnendringen van lucht of een ander gas in het subepitheliale weefsel, met als gevolg een zwelling van de huid of het slijmvlies. Indien tijdens een chirurgische behandeling in de mond lucht onder hoge druk wordt gebruikt om door het wegblazen van bloed en ander vocht beter zicht op het werkterrein te krijgen, bestaat het risico op het 'inspuiten' van lucht. De diagnose kan gemakkelijk worden gesteld omdat een emfyseem zeer snel ontstaat. Er bestaat een lokale zwelling die bij palpatie een duidelijk krakend geluid maakt, het zogenoemde crepiteren. De patiënt heeft een onbehaaglijk gevoel. De zwelling kan in omvang toenemen en gepaard gaan met pijn. Als dit probleem zich voordoet, moet de patiënt uitleg krijgen en worden gerustgesteld. Pijnstillers en een antibioticum om verettering van het bijbehorende hematoom te voorkomen, worden aanbevolen. Meestal is emfyseem binnen een week spontaan geheel verdwenen.

Een luchtembolie kan tijdens een chirurgische behandeling in de mond ontstaan na koeling van het werkterrein met een spuit die een mengsel van water en lucht onder druk produceert. Lucht die in het trabeculaire bot en de zich daarin bevindende mergholten van de onderkaak wordt geperst, draineert via het veneuze systeem op de vena cava superior en daarna op de rechterboezem van het hart. Een luchtbel in het cardiopulmonaire systeem, een longembolie, kan tot de dood leiden.

Om deze problemen te voorkomen, is het advies om met een steriele fysiologische zoutoplossing te koelen en geen gebruik te maken van lucht-watermengsels en/of lucht-aangedreven roterend instrumentarium. Indien toch complicaties ontstaan, moet de patiënt naar een afdeling spoedeisende hulp van een medisch centrum worden verwezen voor observatie van de ademhaling en eventueel het intraveneus toedienen van een antibioticum.

### 7.2.6 FRACTUUR IMPLANTAAT OF INSTRUMENTARIUM

Materiaalbreuk wordt zelden gezien bij gebruik van metalen implantaten en goed instrumentarium. Onoordeelkundig gebruik van instrumentarium en het gebruik van verouderd instrumentarium kunnen wel leiden tot breuk. In principe moet het afgebroken materiaal altijd worden verwijderd.

### 7.2.7 ASPIRATIE OF INSLIKKEN CORPUS ALIENUM

Indien een corpus alienum in de luchtwegen terechtkomt, spreekt men van aspiratie. Bij een chirurgische behandeling met implantaten kan het gaan om een implantaat, een schroef of een klein handinstrument als een implantaatschroevendraaier. De patiënt moet worden gevraagd rustig door de neus te blijven ademen en hij moet proberen met de tong het corpus alienum naar voren te brengen. Het corpus alienum kan dan met een tang of een pincet worden verwijderd. Aspiratie gaat meestal gepaard met een hoestprikkel. Het uitblijven van een hoestprikkel wil echter niet zeggen dat het corpus alienum niet in de luchtwegen is terechtgekomen. De kans op aspiratie is kleiner dan de kans op inslikken. Bij twijfel is het vervaardigen van een thoraxröntgenfoto geïndiceerd. Een geaspireerd corpus alienum moet worden verwijderd door een KNO- of een longarts via een bronchoscopie. Een ingeslikt corpus alienum verlaat het lichaam vrijwel altijd op natuurlijke wijze via het maag-darmkanaal. Dit moet wel door middel van fecescontrole zeker worden gesteld.

### 7.2.8 TE WEINIG BOTVOLUME

Het niet kunnen plaatsen van een implantaat door te weinig botvolume kan bijna altijd door een goede preoperatieve diagnostiek worden vermeden (paragraaf 1.3.2, paragraaf 3.4 en paragraaf 3.5). Het risico op ontstaan van een fractuur of een perforatie van een van de wanden van de geprepareerde implantaatschacht is groot, als het botdeel een breedte heeft die niet minimaal 1 millimeter groter is dan de diameter van het implantaat. Indien meer dan een derde van de lengte van een implantaat niet door bot is omgeven en de stabiliteit van het implantaat direct na het plaatsen dus dubieus is, is het verstandig om dit implantaat direct weer te verwijderen. In sommige gevallen kan met technieken van geleide botregeneratie of met een botsubstituut worden getracht het niet door bot bedekte implantaatdeel te bedekken.

### 7.2.9 ONVOLDOENDE STABILITEIT IMPLANTAAT

De kans dat een zojuist geplaatst implantaat met onvoldoende stabiliteit verloren gaat, is erg groot. Daarom kan dit beter direct worden vervangen door een implantaat met een grotere diameter. Indien geen implantaat met grotere diameter aanwezig is, of als dat implantaat ook weer onvoldoende stabiliteit heeft, is het verstandiger om geen implantaat in de geprepareerde implantaatschacht aan te brengen. Eventueel kan na een genezingsperiode van de implantaatschacht een nieuwe poging worden gedaan om in de desbetreffende regio een implantaat aan te brengen.

## 7.3 Complicaties na chirurgische behandeling

De meest voorkomende complicaties die na de chirurgische behandeling kunnen optreden, zijn:
– nabloeding;
– oedeem;
– hematoom;
– gestoorde wondgenezing;
– ontsteking;
– onvoldoende gekeratiniseerd slijmvlies;
– fractuur van een implantaat of een implantaatonderdeel.

### 7.3.1 NABLOEDING

Veel patiënten hebben al snel het gevoel dat er sprake is van een nabloeding. Meestal is dit ten onrechte en gaat het slechts om een kleine, diffuse bloeding. Door de vermenging van bloed met speeksel en het niet doorslikken van dit mengsel lijkt de bloeding veel groter dan deze in werkelijkheid is. Eigenlijk is het alleen opgehoopt roodgekleurd speeksel. Van een echte nabloeding wordt gesproken indien korte of langere tijd na de behandeling een heftige of langdurige bloeding optreedt. De oorzaken kunnen van lokale of algemene aard zijn of een combinatie hiervan. Bij verdenking op een nog niet eerder ontdekte bloedstoornis die gerelateerd kan zijn aan een hematologische aandoening moet contact worden opgenomen met de huisarts of een medisch specialist (paragraaf 1.3.3). Meestal is de nabloeding van lokale aard en gaat deze uit van de rand van het slijmvlies. Soms is het nodig de wond extra of opnieuw te voorzien van hechtingen. Aan het eind van deze behandeling moet dan de bloeding zijn gestopt. Bij twijfel kan men de patiënt vragen een kwartier lang op dubbelgevouwen gaasjes dicht te bijten, waarna nog een controle van de wond kan plaatsvinden.

Een nabloeding die enkele uren na de behandeling optreedt, hangt vaak samen met het uitwerken van de adrenaline die als vasoconstrictor aan de anesthesievloeistof is toegevoegd (paragraaf 5.2). Ook kan een nabloeding soms pas dagen na de behandeling ontstaan.

Overmatig spoelen van de mond, waardoor het gevormde bloedstolsel telkens weer wordt weggespoeld, bevordert de kans op een nabloeding en moet worden ontraden. Patiënten hebben soms ook de neiging om voortdurend aan de wond te zuigen; dit belemmert de vorming van een bloedstolsel.

Een lokaal trauma, warme drank en alcohol kunnen de consolidatie van een bloedstolsel bemoeilijken en daarmee de oorzaak zijn van een nabloeding. Deze patiënten zijn misselijk als gevolg van het ingeslikte bloed, dreigen flauw te vallen en hebben helderrood bloed in de mond. Dit in tegenstelling tot het eerder genoemde lichtrode speeksel dat aansluitend op de behandeling enige tijd wordt gezien.

De behandeling van een nabloeding die niet is gebaseerd op een bloedafwijking bestaat in de eerste plaats uit het goed leegzuigen van de mond, waarbij alle stolsels worden verwijderd. Na toediening van lokale anesthesie worden de wondranden stevig gehecht met een niet resorbeerbaar hechtmateriaal. Indien de bloeding duidelijk is te lokaliseren, kan de wond elektrisch of met een verhit instrument worden dichtgeschroeid.

### 7.3.2 OEDEEM

Alle chirurgische behandelingen waarbij slijmvlies of bot betrokken is, kunnen in meer of mindere mate oedeem doen ontstaan. De mate van oedeemvorming hangt af van veel factoren, die nog niet allemaal bekend zijn. Meer oedeem betekent vaak meer pijn en een grotere kans op infectie. Antibiotica hebben geen invloed op het ontstaan van oedeem. Oedeemvorming kan worden afgeremd of bestreden met ontstekingsremmers, bijvoorbeeld prednisolon, of met pijnstillers met ontstekingsremmende eigenschappen, de 'non-steroid anti-inflammatory drugs' (NSAID's) (paragraaf 5.4).

### 7.3.3 HEMATOOM

Bij chirurgische behandelingen in de onderkaak kan een hematoom zich submucosaal uitbreiden in de mondholte en soms subcutaan in de hals (afbeelding 7.3). Zelden komt een hematoom tot een infectie. Na ongeveer een week resorbeert het hematoom volledig. Door het optreden van een fors hematoom onder een slijmvlieslap kan de wond openspringen, met vertraagde wondgenezing als gevolg (paragraaf 7.3.4). Regelmatige controle is noodzakelijk, maar ontlasting van een veretterd hematoom is zelden nodig. In de bovenkaak kan een hematoom rond de beide ogen ontstaan, een zogenoemd brilhematoom. Dit doet zich vooral voor als de patiënt vanwege de zwelling niet op de ene kant van het gelaat kan liggen en het hematoom zich vervolgens door de zwaartekracht naar de andere kant uitbreidt. Dit is gewoonlijk een onschuldig fenomeen.

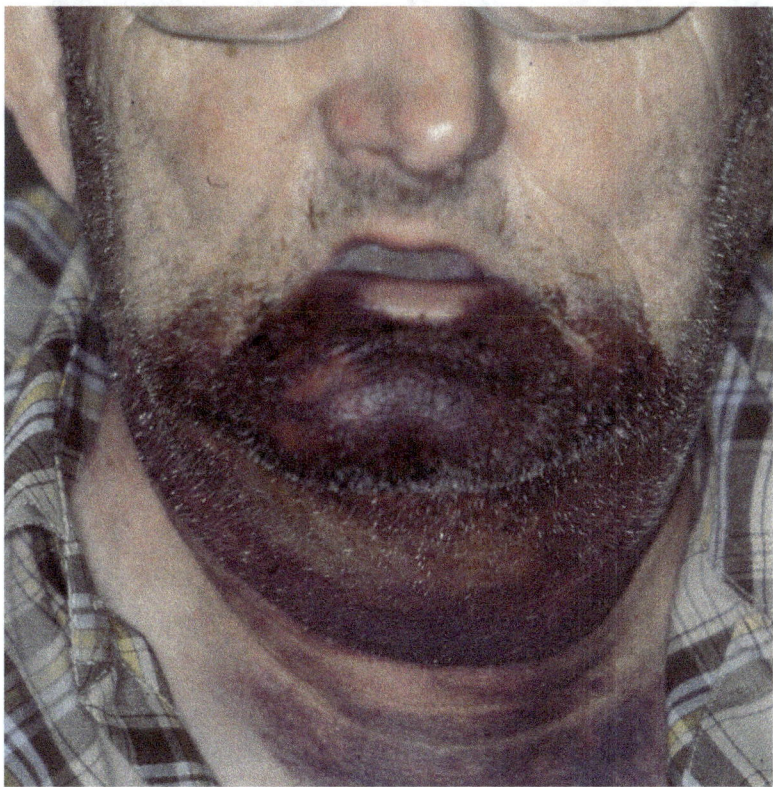

**Afbeelding 7.3**
Uitgebreide hematoomvorming rond de mond na het plaatsen van implantaten.

### 7.3.4 GESTOORDE WONDGENEZING

Ondanks zorgvuldig chirurgisch werken kan een wond openspringen, waardoor de wond niet binnen de te verwachten termijn geneest (afbeelding 7.4). De patiënt heeft meestal zeurende pijn en klaagt over een vieze smaak en geur in de mond. Reinigen en opnieuw hechten van de wond is niet zinvol. De wond zal zich secundair moeten sluiten. Hierbij kan ondersteuning worden gegeven in de vorm van een desinfecterende mondspoeling. De genezing is afhankelijk van de grootte van de wond, maar verloopt in de meeste gevallen voorspoedig.

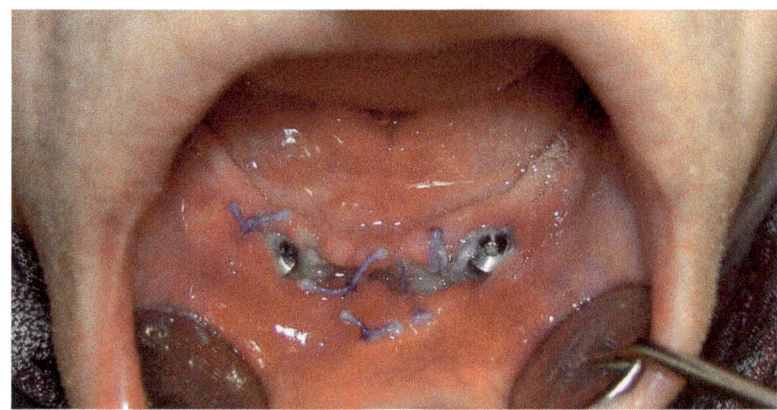

**Afbeelding 7.4**
Intraoraal hematoom met opengesprongen wond.

### 7.3.5 ONTSTEKING

Ondanks een chirurgische behandeling onder aseptische condities bestaat altijd een kans op ontsteking. Bij voorkeur moet een ontsteking met lokale maatregelen worden voorkomen, zoals spoelen met 0,12% chloorhexidine. Bij roodheid, ulceratie, pijn en zwelling met verhoging van de lichaamstemperatuur moet toediening van een antibioticum worden overwogen. Een pus producerend implantaat moet worden geëxploreerd. Bij mobiliteit van het implantaat is ontsteking in het bot zeer waarschijnlijk. Het implantaat moet dan worden verwijderd om latere complicaties te beperken. In sommige gevallen beperkt een ontsteking zich niet tot de plaats van het implantaat, maar kan zich osteomyelitis van een groter deel van de kaak ontwikkelen. Soms kan dit zelfs resulteren in een kaakfractuur (afbeelding 7.5). In deze gevallen moet langdurig een antibioticum worden voorgeschreven en moet de fractuur worden geëxploreerd.

Regelmatige controle in de genezingsfase is belangrijk. De patiënt moet duidelijk worden geïnstrueerd om zich bij problemen direct te

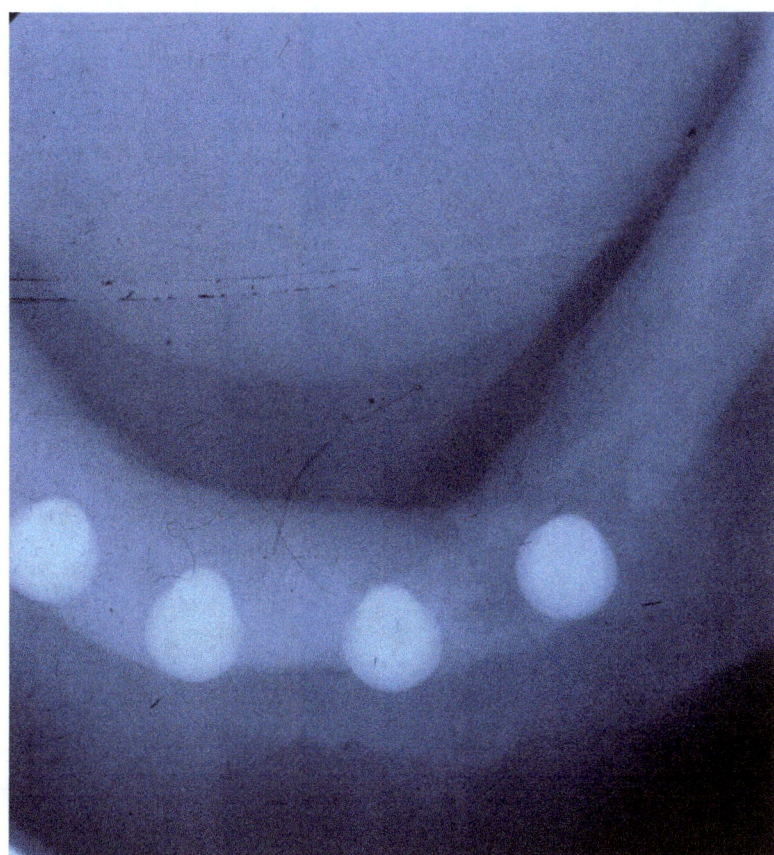

**Afbeelding 7.5** Occlusale röntgenfoto met het beeld van osteomyelitis rondom het meest dorsale implantaat aan de rechterzijde.

melden. In geval van fistels moet worden gedacht aan achtergebleven hechtmateriaal of een losse afdekschroef. Aanpakken van de oorzaak, bijvoorbeeld het verwijderen van het hechtmateriaal of het vastdraaien van de afdekschroef, zorgt binnen korte tijd voor het verdwijnen van de fistel.

Na een behandeling bij patiënten met een slechte botkwaliteit of met botafwijkingen kan ook een kaakfractuur optreden. Meestal is dan ook sprake van ontsteking.

## 7.3.6 ONVOLDOENDE GEKERATINISEERD SLIJMVLIES

Wanneer er sprake is van een irritatiehyperplasie van het slijmvlies rond een implantaat, kan in eerste instantie met een verbetering van de mondhygiëne worden getracht de ontstekingscomponent tot rust te brengen (paragraaf 7.1). Indien men hierin niet slaagt, of indien een grote hoeveelheid irritatieweefsel resteert, is het aanbrengen van een slijmvliestransplantaat rondom het implantaat een goede optie (afbeelding 7.6). De kans op ontsteking van het slijmvlies rondom een implantaat neemt af bij de aanwezigheid van een zone goed gekeratiniseerd slijmvlies. Het is dan voor de patiënt gemakkelijker om de orale plaque regelmatig te verwijderen.

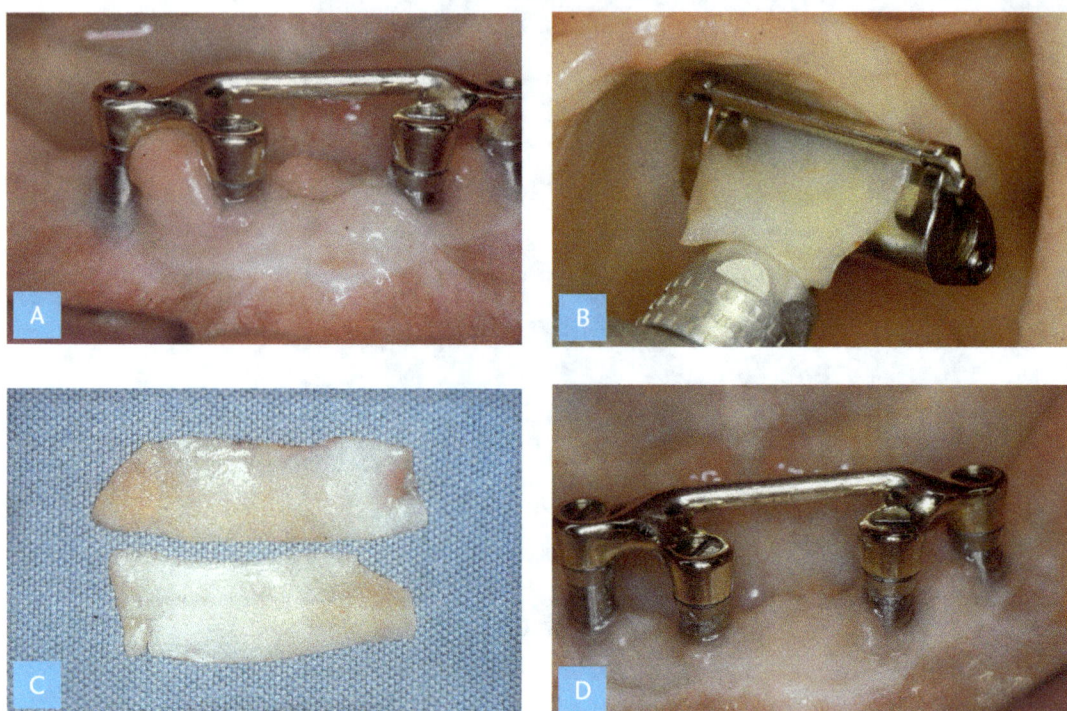

**Afbeelding 7.6** Irritatiehyperplasie rondom de implantaten (a). Het oogsten van een slijmvliestransplantaat van het palatum (b). Twee slijmvliestransplantaten (c). Klinisch beeld drie maanden na het aanbrengen van de slijmvliestransplantaten (d).

Het standaard aanbrengen van een slijmvliestransplantaat ter verkrijging van een gekeratiniseerde zone van slijmvlies rondom een implantaat in de edentate onderkaak is niet nodig. Deze behandeling is alleen geïndiceerd bij een uitgebreide irritatiehyperplasie rond een implantaat, bij weefselovergroei van het implantaat of bij tractie aan het slijmvlies rond het implantaat.

De aanwezigheid van tandsteen rondom een implantaat herbergt het risico van een slijmvliesontsteking en daarom dient tandsteen dus te worden verwijderd (afbeelding 7.7) (paragraaf 8.6).

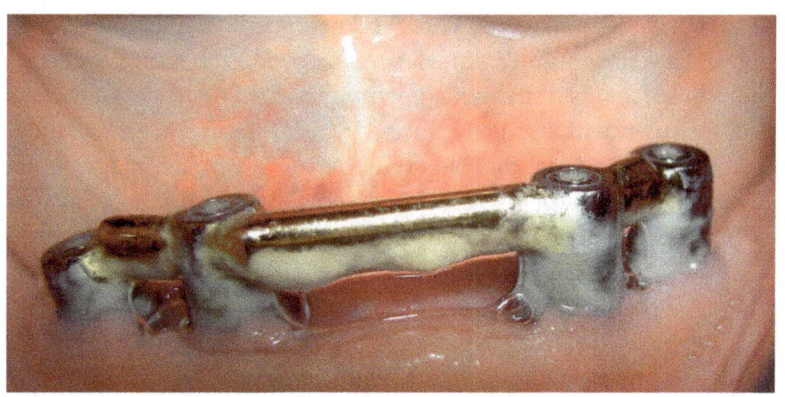

**Afbeelding 7.7** Tandsteen rondom implantaten, implantaatopbouwen en mesostructuur.

### 7.3.7 FRACTUUR IMPLANTAAT(ONDERDEEL)

Fractuur van een implantaat of een implantaatonderdeel komt slechts in minder dan 3 procent van de gevallen voor (afbeelding 7.8). Zeer uitzonderlijk is de fractuur van een implantaat. Als dit zich voordoet, is het meestal het gevolg van progressief botverlies rondom het implantaat waardoor het ongunstig wordt belast. De fractuurlijn bevindt zich meestal op het niveau van het resterende bot.

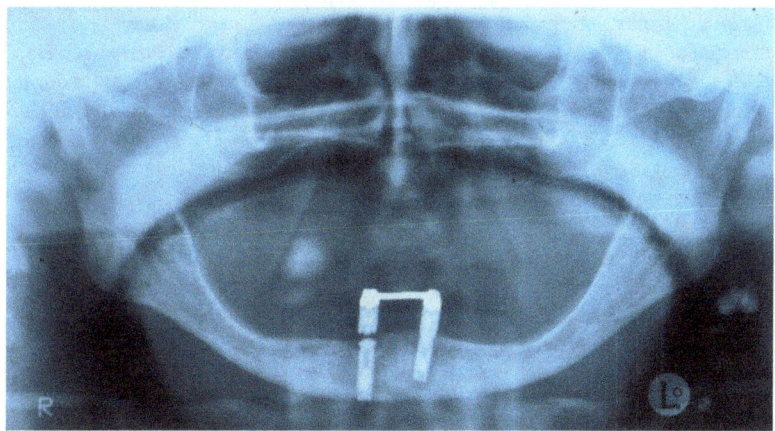

**Afbeelding 7.8** Gefractureerde implantaatopbouwschroef van het rechter implantaat, waardoor de mesostructuur aan één kant is losgekomen.

Indien een implantaatopbouwschroef is gebroken, kan dat meestal op een röntgenfoto of na verwijdering van de mesostructuur worden waargenomen. De meest voorkomende oorzaken van fractuur van een implantaatopbouwschroef zijn een slecht passende mesostructuur, een te stevig vastgedraaide schroef of juist een losgekomen schroef. Een aanwijzing voor een losgekomen implantaatopbouwschroef is het aanwezig zijn van een irritatiehyperplasie rondom het desbetreffende implantaat. Vooral bij een goede mondhygiëne en het ontbreken van grote slijmvliestractie rondom het implantaat moet in eerste instantie hieraan worden gedacht. De implantaatopbouwschroef wordt opnieuw vastgedraaid. Bij een fractuur van de implantaatopbouwschroef is het in de meeste gevallen mogelijk het restant van de schroef te verwijderen en een nieuwe schroef aan te brengen.

## 7.4 Slotbeschouwing

Een opsomming van mogelijke complicaties, zoals in dit hoofdstuk weergegeven, zou de indruk kunnen geven dat het chirurgische deel van de behandeling veel risico's inhoudt. Dit is echter niet het geval. Bovendien is het merendeel van de complicaties mild en goed te behandelen. Ernstige complicaties komen bij een zorgvuldige en deskundige behandeling gelukkig zelden voor. Mocht zich toch een complicatie voordoen, dan dient de patiënt hierover te worden ingelicht en adequaat te worden behandeld.

### Literatuur

Balshi TJ. An analysis and management of fractured implants: a clinical report. Int J Oral Maxillofac Implants 1996;11:660-6.

Bruggenkate CM ten, Krekeler G, Kraaijenhagen HA, Foitzik C, Oosterbeek HS. Hemorrhage of the floor of the mouth resulting from lingual perforation during implant placement: A clinical report. Int J Oral Maxillofac Implants 1993;8:329-34.

Goodacre CJ, Bernal G, Rungcharassaeng K, Kan JYK. Clinical complications with implants and implant prostheses. J Prosthet Dent 2003;90:121-32.

Meijer HJA, Raghoebar GM, Visser A. Mandibular fracture caused by peri-implant bone loss. Report of a case. J Periodontol 2003;74:1067-70.

Raghoebar GM, Stellingsma K, Batenburg RHK, Vissink A. Etiology and management of mandibular fractures associated with endosteal implants in the atrophic mandible. Oral Surg Oral Med Oral Pathol Oral Radiol Endod 2000;89: 553-9.

Raghoebar GM, Vissink A. Treatment for an endosseous implant migrated into the maxillary sinus not causing maxillary sinusitis. Case report. Int J Oral Maxillofac Implants 2003;18:745-9.

Raghoebar GM, Weissenbruch R van, Vissink A. Rhino-sinusitis related to endosseous implants extending into the nasal cavity. A case report. Int J Oral Maxillofac Surg 2004;33:312-4.

Steenberghe D van, Quirynen M, Naert I. Survival and success rates with oral endosseous implants. In: Lang NP, Attström R, Lindhe J (eds.). Proceedings of the 3d European Workshop on Periodontology. Quintessence Publishing Company, 1999.

Velde E van de, Thielens P, Schautteet H, Clooster R van. Mondbodememphyseem tijdens reinigen van brugwerk op IMZ-implantaten. Belg Tijdschr Tandheelkd 1991;3:64-71.

# 8 Nazorg door de mondhygiënist

## 8.1 Inleiding

Een behandeling met implantaten impliceert nazorg. Goede nazorg is onontbeerlijk omdat plaque en tandsteen op de implantaten, de mesostructuur en de prothetische constructie een ontsteking van het mondslijmvlies en vooral het slijmvlies rondom de implantaten kunnen veroorzaken. Daarnaast is regelmatige controle van de gehele implantaat- en prothetische constructie noodzakelijk omdat een onjuiste belasting kan leiden tot slijtage of breuk van de prothetische constructie, de mesostructuur en onderdelen van het implantaatsysteem, of tot verlies van bot rondom de implantaten (paragraaf 1.1, 2.2, 2.3, 3.6.6, 5.5, 6.6 en 7.3.7).
Een belangrijk onderdeel van de chirurgische en prothetische behandeling is dat de patiënt voorlichting en instructie krijgt over het reinigen van de implantaten, de orale slijmvliezen, de mesostructuur en de prothetische constructie. Hierbij kan al direct, tijdens de chirurgische en prothetische behandeling, een mondhygiënist worden ingeschakeld. De voorlichting en instructie mogen echter geen eenmalige actie zijn: het is bekend dat herhaling van de boodschap essentieel is. Daarom dient de mondhygiënist de zelfzorg van de patiënt regelmatig te evalueren en zonodig herinstructie te geven. In dit hoofdstuk komt het verloop van de door een mondhygiënist uit te voeren nazorg als belangrijk onderdeel van de totale behandeling stapsgewijs aan bod. Iedere stap gaat vergezeld van een theoretische onderbouwing. Uit praktische overwegingen zijn een paar controlelijsten toegevoegd. De achtereenvolgende nazorgstappen zijn: anamnese, extraoraal onderzoek, intraoraal onderzoek, röntgenonderzoek, behandelingen, (her)instructie en vaststellen van een controletermijn.

## 8.2 Anamnese

Het eerste bezoek aan een mondhygiënist, kort na de afronding van de chirurgische en prothetische behandeling, staat in het teken van inventarisatie en inspectie. Alvorens de inspectie uit te voeren, kan een indruk worden verkregen van hoe de patiënt de totale behandeling heeft beleefd en hoe de nieuwe situatie in de mond bevalt, door het stellen van een aantal vragen (controlelijst 8.1).

> **Controlelijst 8.1 Vragenlijst**
>
> *Hoe is het met u gegaan sinds de implantaten in uw mond zijn aangebracht?*
> Bij deze algemene vraag krijgt de patiënt de gelegenheid om zijn/haar verhaal te vertellen.
>
> *Hoe maakt u uw implantaten schoon?*
> Het is essentieel te weten waarmee de patiënt na de eerste voorlichting en instructie de implantaten schoonmaakt en welke borstels, tandpasta's of spoelmiddelen hij/zij gebruikt. Na de algehele inspectie kunnen deze gegevens worden gebruikt bij een eventuele (her)instructie.
>
> *Hebt u klachten over uw nieuwe kunstgebit?*
> Deze vraag wordt gesteld om te achterhalen of de patiënt pijn heeft en of de gebitsprothesen voor het gevoel van de patiënt goed passen.
>
> *Houdt u tijdens het slapen uw kunstgebit altijd in?*
> Alleen de eerste week na het plaatsen van de gebitsprothesen mogen deze 's nachts worden ingehouden. Daarna is het beter om voor het slapen gaan de gebitsprothesen uit te doen.
>
> *Hebt u problemen met eten?*
> Deze vraag wordt gesteld om te weten te komen of de patiënt goed kan eten en of hij/zij bij het eten hinder ondervindt van de gebitsprothese.
>
> *Hebt u problemen met praten of lachen?*
> Klachten bij praten of lachen kunnen een aanwijzing zijn voor niet goed passende of technisch niet goed uitgevoerde gebitsprothesen.

> *Lukt het u om uw kunstgebit goed schoon te krijgen?*
> De volgende (her)instructies kunnen worden gegeven:
> - de gebitsprothesen reinigen na elke maaltijd en voor het slapen gaan;
> - gebitsprothesen reinigen met een protheseborstel met water en zachte zeep;
> - gebitsprothesen 's nachts droog bewaren en één keer per week in een glas koud water met een flinke scheut huishoudazijn;
> - met een zachte tandenborstel alle slijmvliezen in de mond goed poetsen;
> - alle onderdelen van de mesostructuur en het implantaatsysteem in de mond poetsen met water en zachte zeep.

## 8.3 Extraoraal onderzoek

Eerst wordt de patiënt aan de buitenzijde geïnspecteerd terwijl deze de gebitsprothesen in de mond heeft. Gelet wordt op de esthetiek en de spraakfunctie (paragraaf 3.3 en 6.4).
Een te geringe beethoogte uit zich esthetisch door te weinig zichtbaar lippenrood, ragaden (al of niet in combinatie met cheilitis angularis) en een verlaagd onderste gelaatsdeel (afbeelding 8.1). Bij problemen kan de behandelend tandarts opnieuw de horizontale en verticale relatie tussen de boven- en de onderkaak bepalen, deze vastleggen in een articulator en de gebitsprothesen aanpassen (paragraaf 6.4).
Problemen met de spraakfunctie worden ofwel veroorzaakt door onwennigheid in het begin, ofwel door de vormgeving van de gebitsprothese in het bovenfront, of door een onjuiste beethoogte of te beperkte tongruimte (afbeelding 8.1 en 8.2) (paragraaf 6.4). In alle gevallen zijn er beperkingen van de tong, de wangen of de lippen bij het innemen van de juiste positie voor een goede klankvorming.

## 8.4 Intraoraal onderzoek

Vervolgens worden de gebitsprothesen door de patiënt uit de mond genomen. De gebitsprothesen worden gecontroleerd op gefractureerde randen, slijtfacetten en gefractureerde prothese-elementen. Op prothese-elementen van kunststof kan men slijtage aantreffen, terwijl porseleinen prothese-elementen vaak breuk van knobbels en randlijsten vertonen (afbeelding 8.3 en 8.4). Dit alles kan duiden op

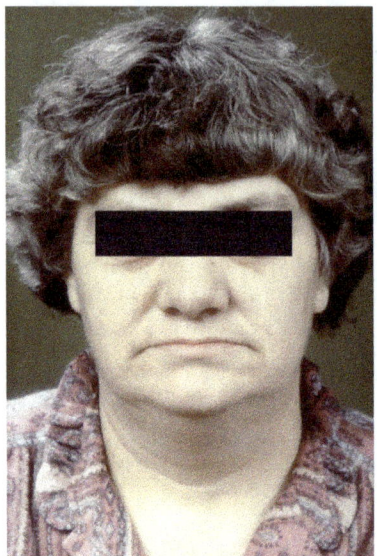
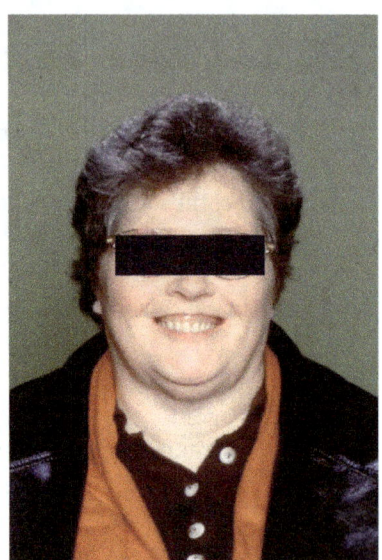

**Afbeelding 8.1** Een vrouw met een verlaagd onderste gelaatsdeel door een te geringe beethoogte.

**Afbeelding 8.2** Een vrouw met een bovenprothese die een onjuiste vormgeving en een zich veel te ver naar caudaal bevindend incisiefpunt en occlusievlak heeft.

een onjuiste occlusie en/of articulatie of op parafuncties. Bij parafuncties, zoals tandenknarsen, worden te langdurig grote krachten uitgeoefend op de prothese-elementen. Parafuncties worden bij voorkeur vóór het overwegen van het plaatsen van implantaten gesignaleerd (paragraaf 1.3.9), maar dit probleem kan ook pas later ontstaan of pas achteraf worden herkend omdat de intensiteit is toegenomen.

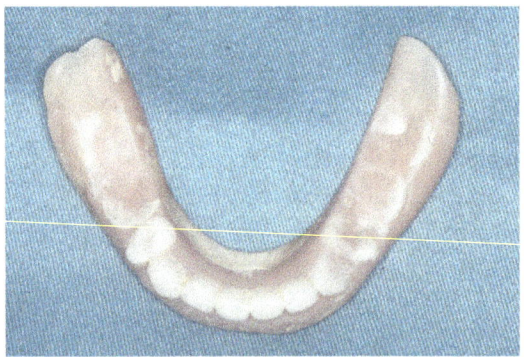
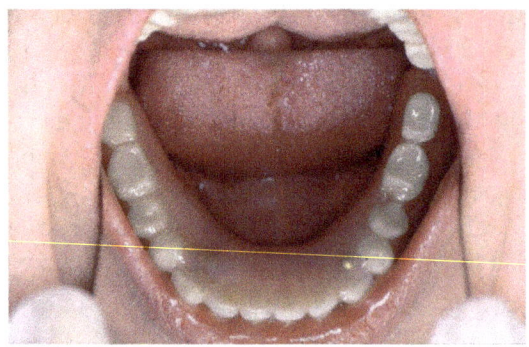

**Afbeelding 8.3** Gebitsprothese met prothese-elementen van kunststof die bijna volledig zijn weggesleten.

**Afbeelding 8.4** Overkappingsprothese in de onderkaak met porseleinen prothese-elementen waarvan er twee aan de linkerzijde gefractureerde randlijsten hebben.

Ook wordt gekeken of de patiënt de gebitsprothesen goed heeft
gereinigd. Een overkappingsprothese geeft door de ruimten ter
plaatse van de mesostructuur relatief veel problemen met voedselretentie (afbeelding 8.5).
De mond wordt geïnspecteerd, waarbij wordt gelet op plaque,
tandsteen, ontstoken slijmvlies rondom de implantaten, bloeding
van slijmvlies rondom de implantaten bij droogblazen, gevoeligheid
bij aanraken van het slijmvlies, zwellingen, bloeding bij sonderen en
volumeverlies van de processus alveolaris (afbeelding 8.6). Het
slijmvlies van de wangen en de lippen en in het bijzonder het
slijmvlies ter plaatse van de randen van de gebitsprothesen kan
laesies en drukplaatsen vertonen. Tijdens de gewenningsperiode
komt het nogal eens voor dat patiënten op hun wang of lip bijten.
De totale nieuwe situatie, die veel aanpassingen vereist, is hier debet
aan.

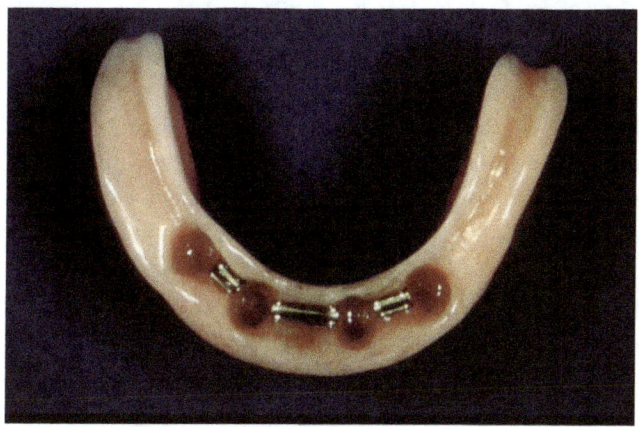

**Afbeelding 8.5** Een
overkappingsprothese met
grote ruimten ter plaatse
van de mesostructuur
waarin voedselretentie kan
optreden.

Slijtage en fractuur van de mesostructuur kan duiden op onvoldoende pasvorm van de mesostructuur op de implantaten of op een
onvoldoende solide constructie in relatie tot de via de prothetische
constructie uitgeoefende krachten (paragraaf 6.6).
Door percussie met het heft van een handinstrument kan met een
geoefend oor een redelijk betrouwbare indruk over de mate van
contact tussen implantaat en bot worden verkregen. Bestaat er onvoldoende contact, dan is dit geluid dof. Meestal is er dan sprake
van progressief botverlies en dat kan twee oorzaken hebben: ontsteking van het slijmvlies rondom het implantaat en overbelasting
van het implantaat (paragraaf 8.1).
Als het slijmvlies rondom een implantaat niet stevig en roze van

**Afbeelding 8.6** Een mond met na droogblazen zichtbare gegeneraliseerde ontsteking en bloeding van de slijmvliezen rondom de implantaten.

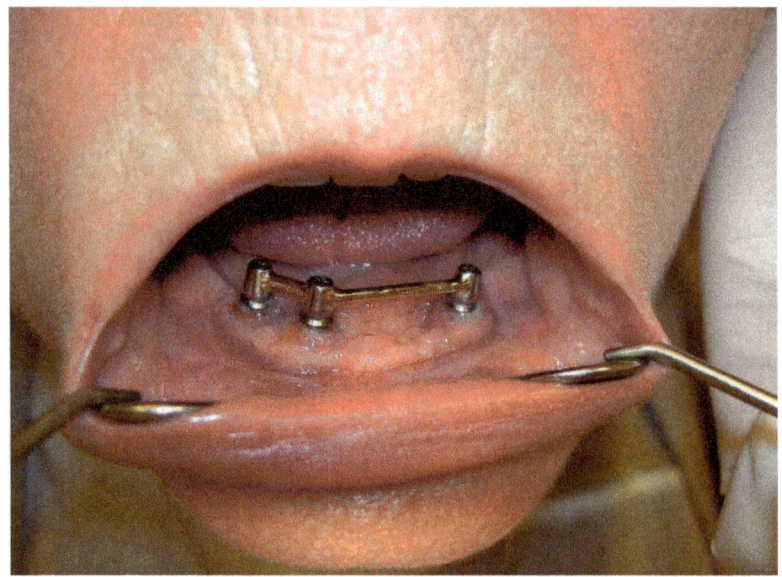

kleur is en als er bij het sonderen bloeding ontstaat, heeft men te maken met een ongezonde situatie, de zogenoemde peri-implantitis (paragraaf 2.4). Peri-implantitis ontstaat onder invloed van tandplaque (afbeelding 8.7). De belangrijkste oorzaken van deze ontsteking zijn:
- onvoldoende zelfzorg;
- een implantaatopbouw die niet goed op het implantaat vastzit waardoor ruimte tussen de beide onderdelen aanwezig is (afbeelding 8.8);
- tractie van het beweeglijke slijmvlies rondom het implantaat.

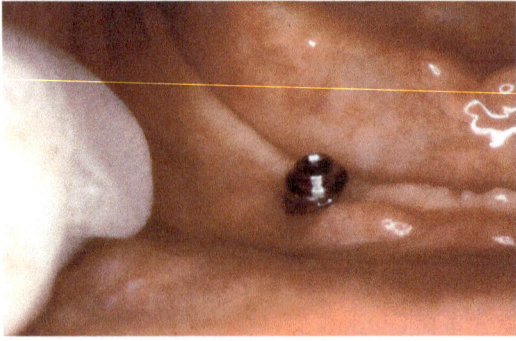

**Afbeelding 8.7** Peri-implantitis ontstaan onder invloed van tandplaque.

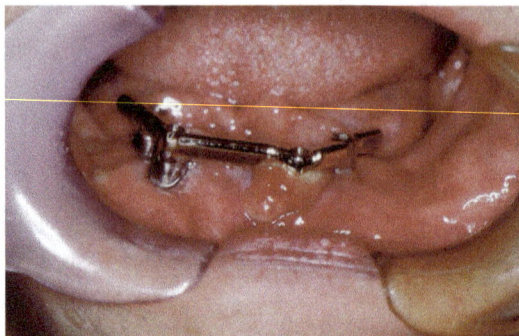

**Afbeelding 8.8** Ernstige peri-implantitis ontstaan door een losgekomen implantaatopbouw.

Sulcusmeting rondom een implantaat geeft een globaal beeld van de toestand van het slijmvlies. Het sonderen met een pocketsonde dient voorzichtig en nauwkeurig te gebeuren. Er zijn zelfs mensen die adviseren helemaal niet te sonderen. Zij zijn van mening dat de hechting van het bot aan het implantaat hierdoor kan worden beschadigd. Bij het sonderen kunnen zich twee problemen voordoen die een onnauwkeurige meting tot gevolg hebben. Als eerste kan bij een implantaat met een schroefdraad de pocketsonde op een schroefwinding stuiten (afbeelding 8.9). Ten tweede kan men bij een smalle wigvormige botkrater langs een implantaat niet met de pocketsonde tot de bodem van de pocket reiken. De behandeling van peri-implantitis bestaat uit verwijdering van de plaque. Dit wordt gevolgd door een advies en instructie om na iedere maaltijd de implantaten en het omliggende slijmvlies beter te reinigen.

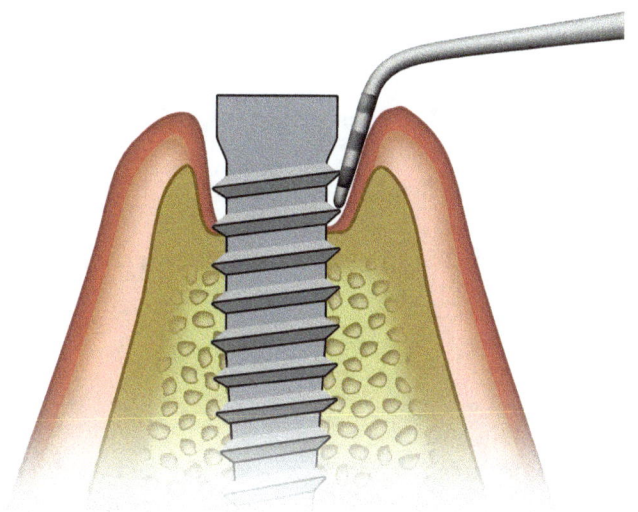

**Afbeelding 8.9**
Schematische weergave van het probleem dat een pocketsonde bij een implantaat met een schroefdraad stuit op een schroefwinding.

Verankeringsmechanismen van de mesostructuur die in de overkappingsprothese zijn bevestigd, kunnen na verloop van tijd gedeactiveerd raken of losraken. Overbelasting kan hierbij een rol spelen. Bij metaalmoeheid, slijtage of breuk moet tot vervanging worden overgegaan. Als al kort na het plaatsen van de overkappingsprothese de retentie niet voldoende is, is het houvast van de verankering waarschijnlijk niet in overeenstemming met de belasting of is er een ander technisch probleem. De patiënt dient dan verwezen te worden naar de behandelend tandarts.

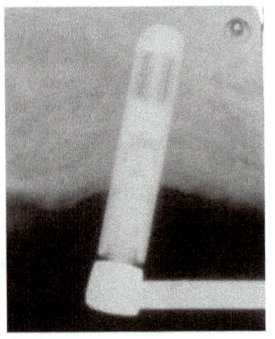

Afbeelding 8.10 Een solo-röntgenopname van een implantaat die is gemaakt met behulp van instelapparatuur.

## 8.5 Röntgenonderzoek

Aanvankelijk wordt van elk implantaat één keer per jaar een röntgenfoto gemaakt. In de bovenkaak blijft dat in principe één keer per jaar omdat daar relatief snel veranderingen in de botstructuur mogelijk zijn, doordat het bot meer trabeculair is dan in de onderkaak. Als in de onderkaak na ongeveer drie jaar blijkt dat de weefsels rondom het implantaat gezond zijn, kan worden volstaan met één keer per twee jaar.

Doel van het röntgenonderzoek is eventueel botverlies visueel te maken. Het meest betrouwbaar zijn solo-opnamen die zijn gemaakt met behulp van instelapparatuur (afbeelding 8.10). Om een totaalbeeld van het kaakbot en meerdere implantaten te krijgen, kan ook een orthopantomogram worden gemaakt (afbeelding 8.11).

> **Controlelijst 8.2 Inspectie implantaten en omringend slijmvlies**
> - Klinische inspectie, kleur, consistentie en zwelling slijmvlies (paragraaf 8.4);
> - met pocketsonde voorzichtig implantaatsulcus aftasten;
> - inspectie op plaque en tandsteen;
> - röntgenfoto maken; bij een eerste bezoek altijd en bij vervolgafspraken één keer per jaar (paragraaf 8.5).

## 8.6 Behandelingen

Na de anamnese en de verschillende onderzoeken dient zonodig een behandelplan te worden opgesteld. In de controlelijsten 8.3 en 8.4 is

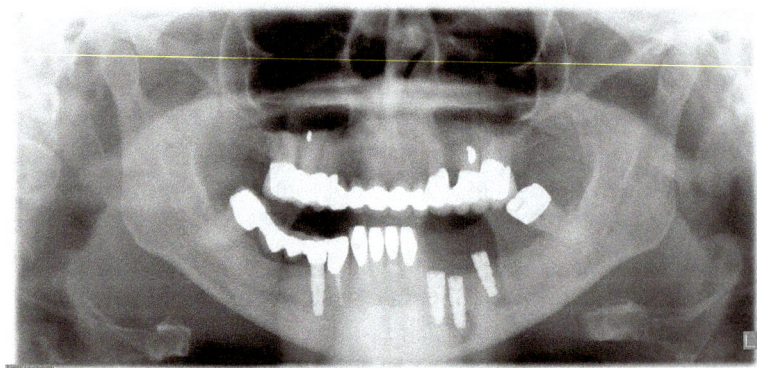

Afbeelding 8.11 Totaal röntgenbeeld, met behulp van een orthopantomogram, van een gedeeltelijk betande mond met vier implantaten, waarvan er twee problemen vertonen.

kort en overzichtelijk weergegeven bij welke problemen een patiënt naar de behandelend tandarts dient te worden verwezen en welke taken door de mondhygiënist zelf kunnen worden uitgevoerd. Voor sommige van die problemen kan de behandelend tandarts vervolgens besluiten de patiënt door te verwijzen naar een kaakchirurg.

> **Controlelijst 8.3 Verwijzen naar behandelend tandarts**
> Verwijzing geschiedt bij:
> - cheilitis angularis (paragraaf 8.3);
> - problemen met de spraakfunctie (paragraaf 8.3);
> - slijtfacetten en breuk van de gebitsprothese (paragraaf 8.4);
> - slijtage en breuk van de mesostructuur (paragraaf 8.4);
> - veel voedselretentie (paragraaf 8.4);
> - een röntgenfoto met visueel botverlies (paragraaf 8.5);
> - voortdurend wang- en lipbijten (paragraaf 8.4);
> - aanhoudende peri-implantitis (paragraaf 8.4);
> - mobiliteit van een implantaat (paragraaf 8.4).

> **Controlelijst 8.4 Behandelingen mondhygiënist**
> - Verwijderen tandsteen van mesostructuur, implantaatopbouwen en implantaten met *scalers* van kunststof of titanium om hierop geen beschadigingen aan te brengen (afbeelding 8.12);
> - eventueel behandelen met etsgel;
> - mesostructuur indien nodig verwijderen en in een ultrasoon bad met azijn reinigen;
> - mesostructuur, implantaten en implantaatopbouwen polijsten met een niet-abrasieve polijstpasta;
> - uitspuiten van de implantaatsulcus met een chloorhexidineoplossing;
> - slijmvliezen reinigen;
> - gebitsprothesen reinigen.

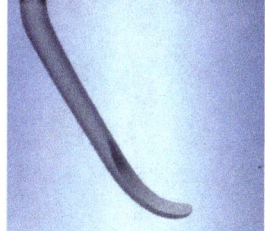

*Afbeelding 8.12* Scaler van kunststof.

## 8.7 (Her)instructie

(Her)instructie en (her)motivatie moeten vrijwel altijd doorgaan. In principe moet de reiniging effectief, maar zo eenvoudig mogelijk plaatsvinden. Het aantal te gebruiken hulpmiddelen moet zo gering mogelijk zijn. De keuze van de hulpmiddelen voor het reinigen van de mesostructuur is afhankelijk van de vormgeving en de positie van de mesostructuur en de motorische vaardigheden van de patiënt. De mesostructuur kan worden gepoetst met een zachte tandenborstel en zachte zeep of alleen met water. Een extra advies bij aanhoudende problemen is poetsen met een chloorhexidine-gel (0,12%). Voor reiniging rondom de implantaten en de mesostructuur kan men interdentale borsteltjes en een schoenveter of een opgerold gaasje gebruiken (afbeelding 8.13 en 8.14). De harde delen van deze borsteltjes dienen wel voorzien te zijn van een plastic beschermlaag om beschadiging van de mesostructuur, de implantaatopbouwen en de implantaten te voorkomen. Er wordt een kleine, zachte tandenborstel geadviseerd of een zachte 'one-tuft'-borstel. Met een elektrische tandenborstel is reinigen ook goed mogelijk.

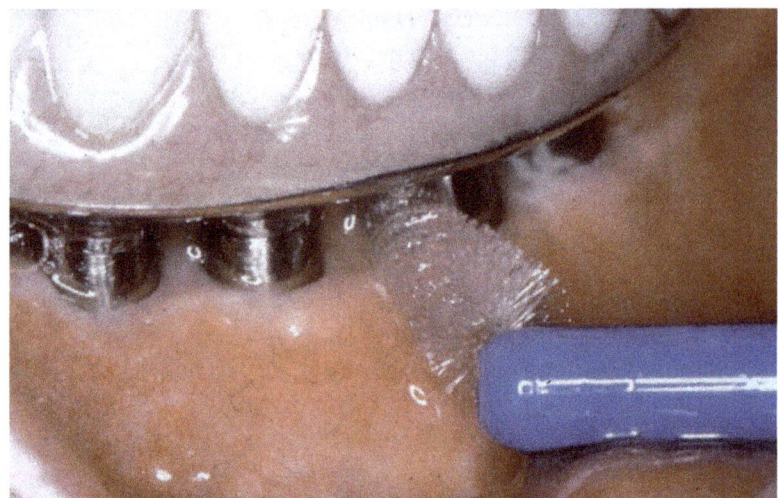

**Afbeelding 8.13** Het gebruik van een interdentale borstel voor reiniging rondom implantaten en mesostructuur.

Het reinigen met superflos of tape vraagt van de patiënt een grote handigheid. De patiënt wil graag zien wat hij doet. Dat kan alleen maar als zijn mond goed ontspannen is en als hij zijn onderlip naar voren kan trekken. Met één hand is het moeilijk om superflos of tape te hanteren. Een rager die kort wordt vastgehouden en een 'one tuft'-borstel werken over het algemeen het best.

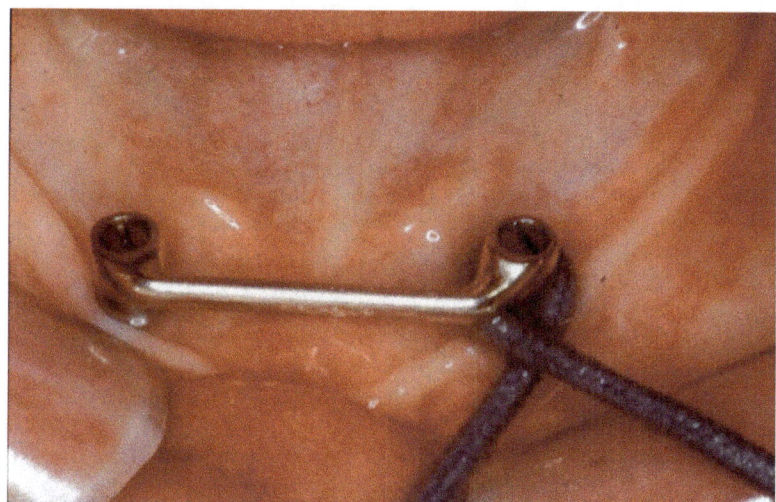

*Afbeelding 8.14* Het gebruik van een schoenveter voor reiniging rondom implantaten en mesostructuur.

### Controlelijst 8.5 (Her)instructie
- Mond niet te ver opendoen;
- lip of wang met een doekje strak vasthouden zodat de implantaten te zien zijn;
- implantaten rondom poetsen met een zachte tandenborstel met tandpasta; interdentale borstels, schoenveter of opgerold gaasje gebruiken voor moeilijk toegankelijke plaatsen;
- Corsodyl© rondom de implantaten smeren en 30 minuten laten zitten met de overkappingsprothese in de mond;
- na 30 minuten gebitsprothese en mond schoonspoelen.

## 8.8 Vaststellen controletermijn

Als een stabiele situatie bestaat, kan een individuele controletermijn worden vastgesteld. Hoe gezonder de mondweefsels zijn, hoe meer solide de gehele implantaat- en prothetische constructie zijn en hoe beter de zelfzorg van de patiënt is, des te ruimer kan de individuele controletermijn worden genomen. Minimaal één keer per twee jaar moet een controle plaatsvinden.

### Literatuur

Chen S, Darby I. Dental implants: maintenance, care and treatment of peri-implant infection. Aust Dent J 2003;48:212-20.

De Araujo Nobre M, Capelas C, Alves A, Almeida T, Carvalho R, Antunes E, et al. Non-surgical treatment of peri-implant pathology. Int Dent J Hyg 2006;4:84-90.

Esposito M, Worthington HV, Thomsen P, Coulthard P. Interventions for replacing missing teeth: maintaining health around dental implants. Cochrane Database Syst Rev 2002;3:CD003069.

Hultin M, Gustafsson A, Hallstrom H, Johansson LA, Ekfeldt A, Klinge B. Microbiological findings and host response in patients with peri-implantitis. Clin Oral Implants Res 2002;13:349-58.

Porras R, Anderson GB, Caffesse R, Narendran S, Trejo PM. Clinical response to 2 different therapeutic regimens to treat peri-implantitis mucositis. J Periodontol 2002;73:1118-25.

Porter JA, Fraunhofer JA von. Success or failure of dental implants? A literature review with treatment considerations. Gen Dent 2005;53:423-32.

Quirynen M, De Soete M, Steenberghe D van. Infectious risks for oral implants: a review of the literature. Clin Oral Implants Res 2002;13:1-19.

Silverstein LH, Kurtzman GM. Oral hygiene and maintenance of dental implants. Dent Today 2006;25:70-75.

Vandekerckhove B, Quirynen M, Warren PR, Strate J, Steenberghe D van. The safety and efficacy of a powered toothbrush on soft tissues in patients with implant-supported fixed prostheses. Clin Oral Investig 2004;8:206-10.

# Register

abutment 28
afdruklepel 73
afdrukmateriaal, alginaat 72
afdrukprocedure 75
afdrukstift 75
anabole activiteit 11
anamnesegesprek 35
ankylotisch 48
antibioticum 20
anticoagulantia 21
articulator 77
ASA-score 16
beethoogte 36
beetplaat 77
beetregistratie 76
behandelplan 35
bekkenkam 51
bindweefsel, fibreus 30
bioactief glas 27
biokeramiek 27
biomateriaal 26
bisfosfonaat 17
boorsjabloon 62
botbreedte 51
botcontact 29
botdichtheid 17
botdistractie 57
botkrater 103
botkwaliteit 17
botmetabolisme 17
botopbouw
 –, bovenkaak 52
 –, onderkaak 55
botschade 31
bottransplantaat 14
 –, kin 52
 –, processus coronoideus mandibulae 52
 –, ramus mandibulae 52
 –, tuber maxillare 52
botvervangende materialen 53
botvlies 12
botvolume 40, 42
botvorming 27
bovenfront 80
brug, korte 44
callusdistractie (botdistractie) 57
Camper, vlak van 77
canalis mandibularis 12, 38
candida-infectie 36
cementeren 47
centrale relatie 78
chemotherapeutische medicamenten 22
complicaties na chirurgische behandeling
 –, gestoorde wondgenezing 92
 –, hematoom 91
 –, nabloeding 89
 –, oedeem 90
complicaties tijdens chirurgische behandeling
 –, aspiratie 88
 –, bloeding 85
 –, corpus alienum 88
 –, emfyseem en luchtembolie 87
 –, fractuur van de onderkaak 86
 –, nervusbeschadiging 85
 –, onstabiliteit van het implantaat 89
 –, perforatie van de sinus maxillaris 86
 –, te weinig botvolume 88
computertomografie (CT) 39
confectielepel 72
controletermijn 107
corticaal bot 29
creviculaire vloeistof 33

crista iliaca (bekkenkam) 51
CT 39
diabetes mellitus 16
directe relining 69
distractieosteogenese (botdistractie) 57
drukknop 46
drukplaats 36
eenfasesysteem 28, 43
EMRRH 16
endocarditis 20
erytrocyt 20
esthetiek 43, 80
etsbrug 69
Europese Medisch Risico Registrerende Anamnese (EMRRH) 16
extraoraal onderzoek 36
farynx 15
fibreus weefsel 14
fixatieschroef 47
flabby ridge 36
foramen mentale 38
free-way space 36, 77
fysiologisch zoutoplossing 64
fysiologische rustpositie 77
gebitsprothese 12
 –, partiële 13
gipsmodel 76
guided tissue regeneration 52
hartklepprothese 20
hydroxyapatiet 26
hyperemie 36
immunosuppressiva 20
implantaat
 –, belasting 13
 –, interne schacht 28
 –, permucosaal 13
 –, reinigen 14
 –, schroefvormig 28
implantaatopbouw 28, 45
implantaatopbouwschroef 95
implantaatschacht 63
implantatie
 –, complicaties 13
 –, contra-indicaties 16
incisie 66
incisiefpunt 77
infiltratieanesthesie 60, 65
instelapparatuur 104
instructie mondhygiënist 105
interdentaal borsteltje 106

intraoraal onderzoek 36
intraorale pijlpuntregistratie 78
irritatiefibroom 36
kaakchirurg 57
kaakklemmen 23
katabole activiteit 11
kokhalsreflex 14
 –, triggerpunten 15
kroon 44
kwaliteit van het leven 39
lidocaïnespray 61
lipvulling 77
magneet 46
mesostructuur 14, 46, 81
metaalmoeheid 103
mondbodem 12
mondhygiënist, anamnese 98
mucoperiost 64
musculus genioglossus 62
musculus geniohyoideus 62
myocardinfarct 20
nervus alveolaris 12
neusholte 38
non-steroidal anti-inflammatory drugs (NSAID's) 68
'one-tuft'-borstel 106
oppervlakteanesthesie 60
orale implantologie 14
orthopantomogram (OPT) 38
osseo-integratie 13, 17, 29
osteoblast 11
osteoclast 11
osteogenesis imperfecta 20
osteomalacie 17
osteoporose 17
osteotomie 55
ostitis deformans 17
overkappingsprothese 41, 42, 82
 –, botgedragen 44
 –, implantaatgedragen 45
paracetamol 68
parodontitis 33
partiële plaatprothese 69
peri-implantitis 102
periost 12
plaqueaccumulatie 27
pocketsonde 103
pre-implantaire chirurgie 50
prognathie, mandibulaire 55
prothese-element, porseleinen 80
prothetische constructie 14

–, uitneembare 42
–, vaste 41
radiotherapie 24
randafvorming 74
relining, directe 69
restdentitie 36
retentie 12
retrognathie, maxillaire 55
roken 25
röntgenonderzoek 38
röntgen-schedelprofielopname (RSP) 39
rusthoogte 36, 77
schoenveter, reiniging met 106
schrijfstift 79
schrijftafel 79
schroefdraad 64
sinus maxillaris 38
sinusbodemverhoging 50, 53
Sjögren, syndroom van 24
slijmvlies
  –, bindweefseldeel 32
  –, epitheeldeel 32
  –, ontstoken 23
slijmvliestransplantaat 93
softliner 69
spina mentalis 62
spraak, slissende 41

staaf-hulsconstructie 46
stereolithografisch model 39
sulcusmeting 103
superflos 106
syndroom van Sjögren 24
tandarts-implantoloog 57
tandarts-protheticus 57
tandenborstel 106
tandenknarsen 23
tandtechnisch laboratorium 74
thoraxröntgenfoto 88
titanium 26
  –, allergie voor 23
trabeculair bot 29
trombocyt 20
tweefasensysteem 28, 43, 69
verwachtingspatroon 40
Vicryl® 64
vlak van Camper 77
vlak van oriëntatie 77
volumeverlies van het alveolaire bot 12
voorlichting 39
wangvulling 77
waswal 77
weefselschade 26
zandstralen 27
zenuwpijn 12
zwangerschap 25

**GPSR Compliance**

The European Union's (EU) General Product Safety Regulation (GPSR) is a set of rules that requires consumer products to be safe and our obligations to ensure this.

If you have any concerns about our products, you can contact us on

ProductSafety@springernature.com

In case Publisher is established outside the EU, the EU authorized representative is:

Springer Nature Customer Service Center GmbH
Europaplatz 3
69115 Heidelberg, Germany

www.ingramcontent.com/pod-product-compliance
Lightning Source LLC
LaVergne TN
LVHW080314260326
834688LV00038B/1119